U0332711

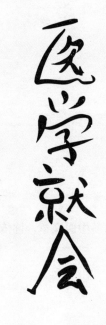

医学就会

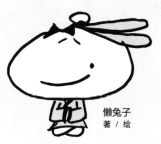

懒兔子
著 / 绘

科学技术文献出版社
SCIENTIFIC AND TECHNICAL DOCUMENTATION PRESS
·北京·

CONTENTS
目 录

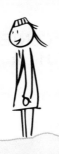

CONTENTS
目 录

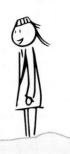

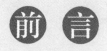

前言

★为什么看了那么多中医文章，你依然不会辨证？

题目里的话，翻译成我们现在比较常见的用语就是：

道理我都懂，可是依然过不好这一生。

这是为什么呢？

有个我很喜欢的作家有一次专门写了一篇文章，回答了这个问题：**因为你懂的只是道理，而不是知识。**

道理谁都可以懂，上到 90 岁的老人，下至 3 岁的孩子。所以鸡汤文特别受欢迎，因为好懂，那些文章里通篇都是道理而没有知识。大家明白道理后，都会有种终于活通透的感觉，但是在现实生活中遇到问题时才发现，那些振奋人心的道理都没有什么正经作用。

比如："坚持下去，梦想一定会成真。"想想都好激动，每天早上好像都是被梦想叫醒的……

好吧，我的梦想是做一个有钱有闲的人，那谁先来告诉我一下这个梦想怎么实现？通过哪方面的努力？做什么类型的工作？最重要的是，这个工作确切的地址在哪里，麻烦先发个定位给我……

这个就是"道理我都懂，可是依然过不好这一生"的现实版翻译。

换到中医里，结果也一样。只不过我们仿佛看到的都是知识，而且是有用的知识……那为什么临到病案时，依旧不知道怎么辨证呢？

因为我们平时在各种中医文章里看到的不是知识，而是知识点。这些点，内容涵盖了中医的脏腑辨证、六经辨证、经络穴位、扎针、艾灸、常见病处理小办法、中医养生、二十四节气……

等得头发都白了，你也只是学到了星星点点。

这些星星点点确实都是知识，但它们就是浩瀚星空中的缥缈繁星，你用肉眼既不能把它们连成线，更不可能把它们连成面。

有时候正好碰到一个病，是你在某文章看过的，于是，你用了文章里提到的药，治好了那个病。你就特别高兴，觉得中医好神奇，好简单，我好厉害哟，以后一定多多看这类的文章，甚至还做了笔记。

但是，之后你遇到的病症，翻遍了所有的文章和笔记都没有讲到时，你就傻了、慌了，对不上了、没有办法了。中医就变得好难啊，好玄啊，我真是没天赋啊。

不是因为你不是学中医的料，而是你记下的所有星星点点，都流于表面，不系统也不深入，又怎么可能进行准确的整体辨证呢？

就好像数学老师不教你1、2、3……10之间的关系，一上来就是三七二十一、六九五十四，你又怎么可能学好数学？

所以就算看了两三年中医文章，真想学好中医，也要从基础知识重新学起。中医基础理论的作用，就是帮助你把曾经的星星点点，慢慢地连在一起，先连成线，再连成面。等有了一个系统的基本面在你心里时，你不需要学习所有病的治疗方法，你只需要学会根据症状归类就好。

而方剂，就像是枪里的子弹，要想发射得准确，首先你得有枪。子弹就在那里，成千上万发，历代名医都给我们准备好了，就等着我们把枪造好，然后上膛。

《伤寒论》《金匮要略》《黄帝内经》这些经典，都不适合初学者一上来就啃。而那些中医公众号文章，虽然单看每一篇都很好，但是东一榔头西一棒槌，更容易让初学者迷糊。

我之所以会在《说医不二》《医本正经》这两本书后，重新回归到基础理论，就是因为我发现，很多读者看完前两本书后并不能学会辨证，遇到问题时还是会很迷茫。因此基础理论的学习是自学中医的第一步，既绕不开更无法逾越。

从这本书里，你可以很快了解到阴阳五行在中医里的应用，全面掌握五脏六腑的生理特性和功能，快速判断出自己的体质并找出相应的解决办法——这本书自成一个小的体系，是自学中医比较易懂的入门书籍。通过学习这本书里的内容，你就会明白，为什么治疗脚气可以从健脾除湿入手，为什么老胃病的根源不在脾胃在肝胆，为什么尿得不好要从肺部论治……

中医基础理论相对于中医的学习，相当于数学里的九九乘法表，以一敌万。有了这本书，你再看其他的中医书籍，就会豁然开朗轻松易懂了。而书后的推荐用方，则有可能让你成为一个很好的家庭医生。

中医，一定可以像数学、语文一样，成为我们生活中的必备工具，改变我们的人生。

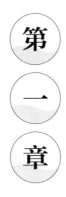

第一章

CHAPTER.01

阴阳和五行

一、用理科生的思维学习阴阳

就像你学语文
要先学认字一样。

师傅，学中医为什么
要学阴阳？

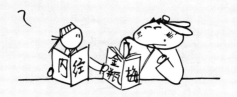

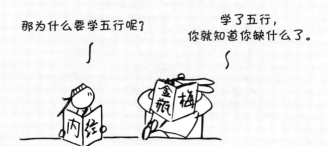

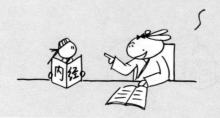

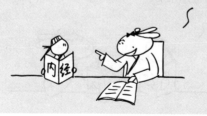

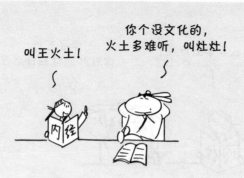

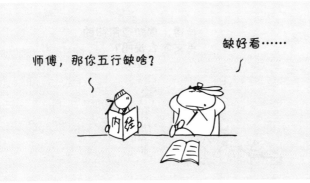

字词是我们学习语文的基础，
不认字又怎么读书？
内经
所以，你认字
就为了读这本书？
内经
金瓶梅
那为什么要学五行呢？
学了五行，
你就知道你缺什么了。
内经
金瓶梅

总之，不学习阴阳，不知道五行，就绝对学不好中医。当然，我们也不必学透阴阳和五行，那属于《周易》的范畴，确实很难学。我们只要大概知道一下阴阳和五行的概念，并知道它们在中医里的应用就好。好了，前戏就到这里，下面我们进入正题吧。

阴阳学说不是中医里的概念，而是古代的一种哲学理论。古人通过阴阳来解释宇宙万物万象的发生、发展和变化，用来解释和认识这个世界。《素问》："阴阳者，天地之道也，万物之纲纪，变化之父母，生杀之本始，神明之府也。"

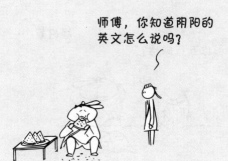

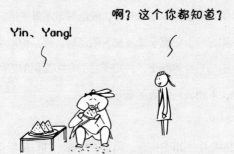

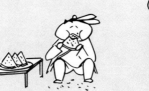

阴阳如果可以解释这个世界，那么肯定可以解释我们的人体，包括所有的生命活动和疾病。在人体，只有阴阳相协调，我们的身体各脏腑、经络、形体、官窍才能正常发挥作用，所谓"阴平阳秘，精神乃治，阴阳离决，精气乃绝"。其中，"平"和"秘"的意思都是平衡。如果阴阳不协调，我们的身体就一定会出现问题。

人体之气，以功能不同可以分为阴气和阳气。阴气主凉润、宁静、抑制、沉降。阳气主温煦、推动、兴奋、升发。这二者既对立又统一，互根互用，消长转化。

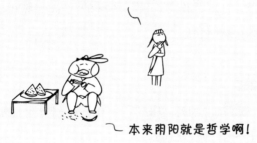

那中医呢？中医更是哲学。中、西医最大的区别，就是中医是哲学，西医是科学，两个是不同的体系。所以中医没法用科学解释，阴阳的英文就只能是 yin、yang！

阴阳学说贯穿在中医学理论体系的各个方面：脏腑形体、经络系统，无论是生命活动的整体还是各个部分，皆可用阴阳概括说明。

因此，阴阳学说是中医辨证里的扛把子，不辨清阴阳，就无法准确辨证。

下面简单地说一下阴阳在中医辨证里的应用。

首先，病邪可以分为阴、阳两大类。一般来说，大气中的六淫（风、火、暑、湿、燥、寒）为阳邪。而饮食不当、情志失调为阴邪。但六淫中又分阴阳，风、火、暑、燥为阳邪；湿、寒为阴邪。阳邪易防，阴邪难挡。在常见病中，但凡是阳邪致病的，都好治。而阴邪致病的，就很难痊愈。

身体是非常智慧的，当阳邪入侵的时候，阴气就会奋起斗争，所以阳邪会损耗我们的阴气。反之，当阴邪入侵时，阳气就会顽强抵抗，阴邪会损伤我们的阳气。一旦阴阳失调，我们就会生病，然后出现阴阳偏盛、阴阳偏虚或者阴阳互损的情况。

（一）阴阳偏盛

即阴偏盛、阳偏盛。指阴、阳任何一方高于了正常水平的病理状态。

来来来，上个图帮助大家理解一下。

本来呢，阴阳的水平假设是这样的：

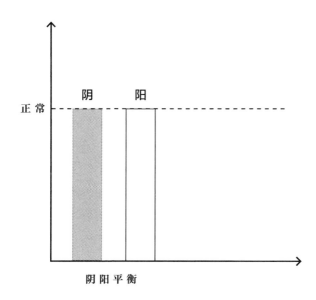

阴 阳

正常

阴阳平衡

然后阴邪侵入，就出现了阴盛的情况。

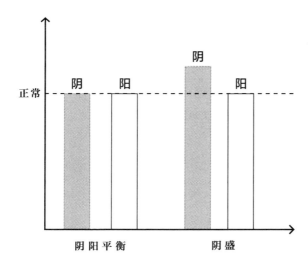

正常

阴 阳 　 阴 阳

阴阳平衡　　　阴盛

如果是阳邪侵入了呢，就有阳盛的情况。

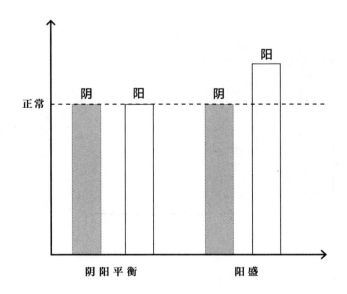

可以一目了然地看出：当外邪入侵时，由于同气相应，就会出现阴偏盛或者阳偏盛的情况。也就是阴邪归于阴，而阳邪归于阳。

阴盛则寒。阴偏盛，则会出现面白形寒、脘腹冷痛、泻下清稀，舌质淡红苔白，脉沉实或者沉紧等实寒证的表现。

阳盛则热。阳偏盛，则会出现高热、烦躁、面赤、脉数等实热证的表现。

由于阳邪耗阴，阴邪耗阳，当我们身体在对抗阴阳偏盛的状态时，正常的阴气或者阳气一定会受到不同程度的损耗，所以真正出现的病理情况应该是这样的：

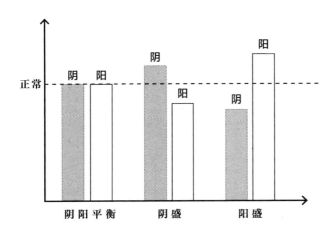

因此我们治病的时候，才常常会在清热时滋阴，在除寒时温阳——就是为了补充那部分被消耗掉的正常的阴阳。

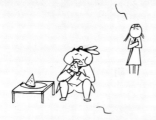

（二）阴阳偏虚

即阴虚、阳虚，指阴、阳中的任何一方低于正常水平的病理状态。

阳代表温暖，当阳虚时，身体就会出现很多寒证，表现为阴偏盛的假象。

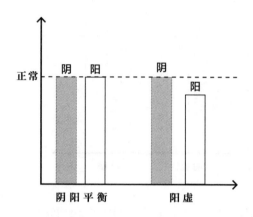

症见面色苍白、畏寒肢冷、神疲蜷卧、自汗、脉微等虚寒证。

阴代表凉润，当阴虚时，身体就会出现很多热证，表现为阳偏盛的假象。

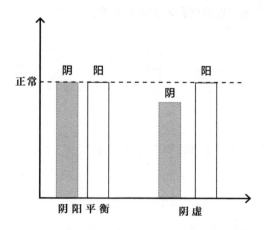

症见低热、潮热、盗汗、五心烦热、舌红少苔、脉细数等虚热证。

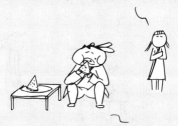

也就是说一个少了，反而显得另一个多了。

嗯，所以说是假象，是虚证。

可以从两大方面来判断虚实。一是脉。一般来说，实证时，脉比较洪大有力；虚证时脉比较细弱无力。二是病程。起病急、发展快的，多为实证。病程时间长、发展缓慢的，多为虚证。

当然，在很多情况下，疾病是虚实夹杂的，或者标为实、本为虚。这就需要我们仔细辨证了。我们可以根据症状和脉搏的变化来进行判断。为什么说自己才是自己最好的医生？就是因为只有我们自己才最了解自己平时的身体情况，遇到病证时，能很容易判断出虚实——这也是为什么现在医院医疗效果不尽如人意，医生在短短的几分钟内，是很难全面掌握你身体情况的，因此也很难准确地辨证用药。

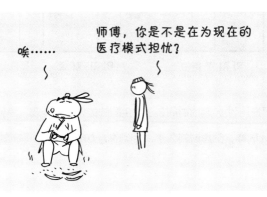

师傅，你是不是在为现在的医疗模式担忧？

唉……

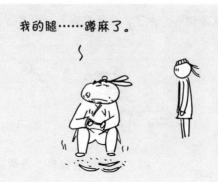

（三）阴阳互损

阴阳互根互用。当阴或阳一方偏衰到一定程度的时候，就会出现阴阳互损，导致阴阳皆虚的情况。

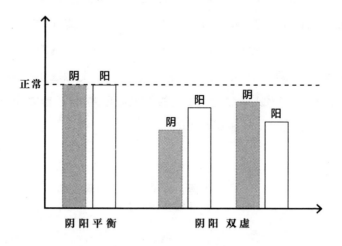

因为阴阳相生，阴虚时间久了，生阳的能力就会变弱，导致阳也低于了正常水平。同样，阳虚时间久了，生阴的能力也会变弱，导致阴也低于了正

常水平。两个都低了，就是我们常说的阴阳皆虚。阴阳皆虚会表现为身体整体功能下降，阴虚和阳虚的症状都有一点儿，整个机体水平处在比较低的阶段。

理科生学中医是不是有优势？
很多概念都可以用图表示，一看就会。

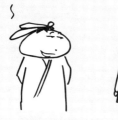

可是文科生不用看图，
一听就懂了。

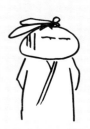
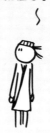

那你以后学文科还是理科？

我学……烹饪。

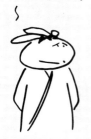

二、不懂五行，真的不行

五行学说是研究木、火、土、金、水五行的概念、特性、生克制化等规律，并用以阐释宇宙万物的发生、发展、变化及其相互关系的一种古代哲学思想。

啊？又是哲学？

哲学才是亘古不变的道理，所以古今皆可适用。

内经

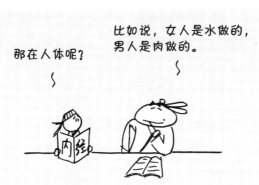

五行学说作为一种思维方法用于中医学，可以解释很多局部与整体、局部与局部、体表与脏腑之间的各种复杂关系，在疾病的诊断和治疗方面有重要的作用。

先来简单地说一下五行的概念吧。

五行，即木、火、土、金、水五类物质及其运动变化。它们之间的关系，既相生也相克：每一行都可被另一行滋生，但同时也被其他行所克制。用下图表示可以非常明确：

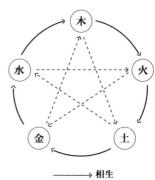

（图来源于《中医基础理论》）

归纳一下，五行相生的次序是：木生火，火生土，土生金，金生水，水生木。"生我"者为母，"我生"者为子。比如木生火，木为火之母；火生土，土为火之子。

五行相克的次序是：木克土，土克水，水克火，火克金，金克木。"克我"为"所不胜"，"我克"为"所胜"。比如木克土，木为土所不胜；土克水，水为土所胜。

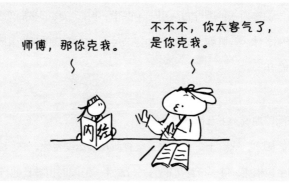

五行既相生，又为何要相克？是因为它们五个之间，必须维持一种动态的平衡：五行中有一行亢盛时，就必须有另一行克制它，才能防止它过盛为害。只有维持这种平衡，身体的脏腑才能协调运行，而不出现病理状况。但是由于五行之间有母子关系，所以包含着母病及子和子病及母的情况。

母病及子，指五行中的某一行生病了，连累了子行，导致子行也出现病证。**子病及母**，指五行中某一行生病了，影响到了母行，导致母行也出现了异常。**母子连心**，不管谁病了，都会影响到另一行。因此在临床诊断的时候，我们要整体辨证，不能因为某个脏腑出现症状，就只盯着这个脏腑治疗，说不定是它的子行或者母行先病，牵连了它。在治疗时，要一并论治。

来用一个图来说下季节和五脏对应的五行吧。了解这个非常有用，后面我们学到五脏方面的知识时，很多问题就很容易理解了。

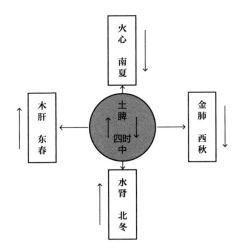

🌀 四时五脏理论体系（图来源于《中医基础理论》）

长夏，一般是指立秋前的那 18 天。但其实每个季节最后的 18 天都是长夏，《素问·太阴阳明论》："脾者土也，治中央，常以四时长四脏，各十八日寄治，不得独主于时也。"

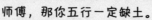

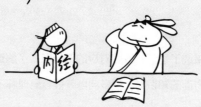

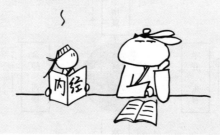

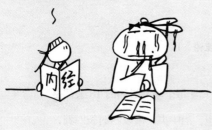

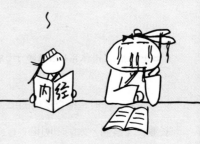

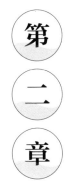

CHAPTER.02

心

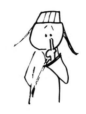

一、那些不能不说的心事

　　中医基础知识是最枯燥乏味和难记的了，所以看一遍没记住的都是正常人，没事经常翻回去看看就好了。一遍就记住的都不是正常人……都是学霸。

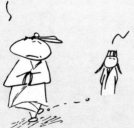

我讨厌学霸！

尤其是长得好看的学霸……

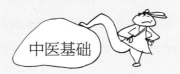

我还讨厌两件事:
第一，说我腿短!

中医基础

第二，说我不会画画!

好了，我们从这章开始讲五脏。五脏为心、肺、脾、肝、肾。之所以把这五个放在一起，是因为它们具有一个共同的生理特性——化生和贮藏精气。我们在古中医书里看到的五脏都写成五藏，就是这个意思。

那我们开篇先来谈个心。

心位于胸中，在两肺之间，膈膜之上。因为它主血、主神等生理功能，自古以来就身居高位，被冠以"君主之官""生之本""五脏六腑之大主"等称号。因此排名在五脏之首，一直被模仿，但始终无法超越。

（一）心主血藏神

1. 心主血

是指心能推动血液运行，以输送营养物质。《素问·五藏生成篇》："诸血者，皆属于心。"我们浑身上下的脏腑、经络、形体、官窍都要依靠血液的滋养，才能发挥正常的生理功能。心脏的搏动，依靠的是心气的推动。而心气中，又包含着心阴和心阳。

心阴是心气中具有凉润、宁静、抑制作用的部分；心阳是心气中具有温煦、推动、兴奋作用的部分。心阳能激发心脏的搏动，而心阴又可以抑制这种搏动不要过快。因此心气充沛，心阴和心阳相互协调时，心脏则搏动有力，频率适中，节律均匀，血液才能被正常地输送到身体各部，濡养全身。

心主血的另一个内涵，就是心有生血作用。血的生化虽然来自水谷精微，但是水谷精微想要化为血液，必须经过心火的**"化赤"**作用。

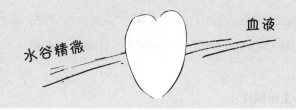

见证奇迹的时刻

水谷精微　　血液

2. 心主脉

心气推动和调控心脏的搏动和脉管的舒缩，以维持脉道的畅通。"脉为血之府"，是容纳和运输血液的通道。心脏的正常搏动就像一个泵，通过脉道，把血液输送到全身。血液的正常运行，主要依赖于**心气充沛、血**

液充盈和脉道通利。三者齐备才能使心力、心率和心律维持正常。如果心气不足，血液亏虚，血脉壅塞，则会血运失常，脏腑失养，常见心悸怔忡、心胸憋闷疼痛、唇舌青紫、脉细涩或者脉结代。

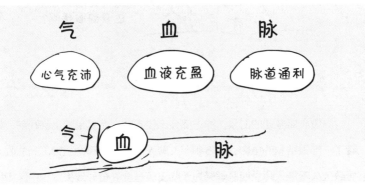

3. 心藏神

心藏神，即**心主神志**。也就是说，心有统率全身脏腑、经络、形体、官窍的生理功能，**主管意识、精神和思维**。《素问·灵兰秘典论》："心者，君主之官也，神明出焉。"

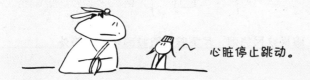

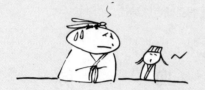

叫"心神不宁"!

这个词怎么能表
达我的心情呢?

　　一般心情激动的时候,神志都会比较亢奋,尤其是晚上临睡前,如果看了一部很精彩的电影,或者和朋友聊天很兴奋,都会使神志无法收回,导致久久不能入睡。西医解释为大脑皮层过度兴奋导致失眠,中医则认为是你的心神不能收回所致。

　　所以在**手少阴心经上**,有个穴位叫**"神门穴"**,就是专门治疗失眠、心烦、心悸的。当出现上述情况时,按揉神门穴 5 分钟,可以有效地收回心神,让心得以平静,这样很快就可以入睡了。

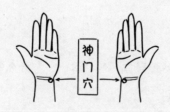

腕横纹尺侧端,尺侧腕屈肌腱的桡侧凹陷处

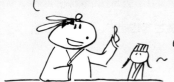

听起来怎么这么像传销？

以前我看过一篇文章，讲的是一个外国记者对话一名中医。老外对心主神志很不认同，他们认为神志都是由大脑控制的，跟心没有半点关系。于是那个中医就问他，你和心爱的人在一起时，是心脏跳动得比较快，还是大脑转动得比较快？外国人想了想，说心跳加快。中医又问，你感到痛苦和难过时，是脑袋疼，还是心疼？外国人想了想，说心疼……可见心主神志，而非大脑。

不过有时候也得承认，神志和大脑还是有一定关系的。比如：

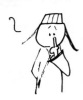

（二）心与形体官窍及自然的关系

看完第一篇，你们会发现学习中医基础，如果只是一味地看文字，确实非常枯燥，但如果一边看一边把文字和现实生活联系在一起思考，其实还是非常枯燥。所以只有一个办法，就是找个舒服的姿势，面前放盘瓜子，打开空调，拿起中医书……放在脑袋底下，睡一会儿吧，人生就该歇着。对了，别忘记盖条毯子，当心受凉了。

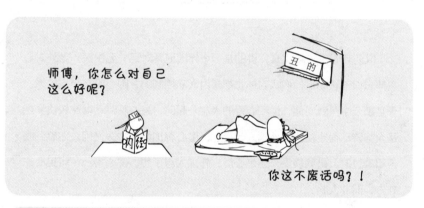

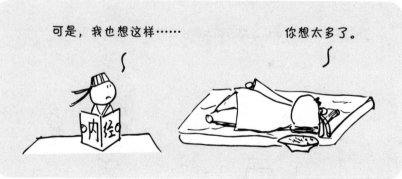

好了，等吃饱睡足了，打开电视除了重播《还珠格格》实在没东西可看的时候，再看下面的内容吧。我保证这时候学习……至少能坚持半小时吧。

好了，我们继续谈**心**。

1. 心主通明

心主通明，是指心脉以通畅为本，心神以清明为要。我们前面说了，心脉不畅通，就会出现心悸、胸闷、唇舌青紫等症，这些都需要心阴和心阳的协调配合。而心主神志，当心神清明的时候，我们才能精神振奋、思维敏捷、神志清晰。反之，则可能出现精神委顿、神志恍惚，或者心神不宁、心烦失眠等症。

2. 心气下降

心位于我们的胸腔中，属于位置比较高的脏腑，因此心气要下降。心中包含着君火，它需要下降到人体的下焦以助肾阳，从而使上部不热，下部不寒。如果心气不降，心火上炎，则会出现上热下寒，比如咽喉肿痛、口舌生疮、头痛目赤等症。

我们来看下身体的小圆圈。

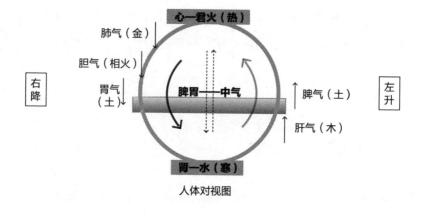

人体对视图

脾胃之气为中轴之气。在左边，肝气随着脾气上升；在右边，肺气、胆气随着胃气下降。同时，心气下降，滋补肾阳；肾气上升，滋养心阴。所谓"心肾相交""水火相济"。

（三）心与形、窍、志、液、时的关系

1. 在体合脉，其华在面

心在体合脉，是指全身的血脉统属于心，由心主司。脉管是血液运行的通道，它能够约束血液，使其正常地循行全身，有点儿像高速公路管理部门和高速公路的关系。心的功能正常，脉道才能通利，血液才能流畅，脉象才能和缓有力。

心，其华在面，华就是有荣光、有神采的意思。五脏各有其华，《素问·六节藏象论》："**心者……其华在面**。"那是因为心主血脉，面部血脉极为丰富，"**其血气皆上于面而走空窍**"。因此，心的功能是否正常、

心血是否充足，都可以从面部的肤色和光泽看出来。如果心气旺盛，血脉充盈，脸色就红润，神采奕奕。如果心气不足，或者血少脉虚，就会脸色无华或者脸色青紫。如果心经有热，则面色为赤红色。

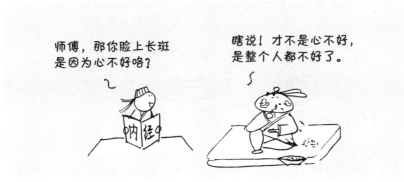

余浩先生写过一本《万病从根治》，里面有一篇就专门写他用"心主血脉，其华在面"的思路，从调治血液入手来治疗**黄褐斑**的方法。药方如下，仅供参考：**黄芪30克、当归15克、丹参20克、桂枝15克、熟地20克、白芍20克、川芎10克、玫瑰花30克、生甘草8克。**这个思路就是**"益气养血，活血通脉"**，心血好了，脸色自然就好了，据说效果不错。

2. 开窍于舌

舌与五脏均有联系，而与心的联系最为密切。《灵枢·经脉》："**手少阴之别……系舌本。**"所以我们常常可以通过观察舌体而知道人的气血盛衰情况和心的功能是否正常。比如舌淡，则为血虚，舌红则代表血热，舌上有瘀斑，则说明身体有瘀血。

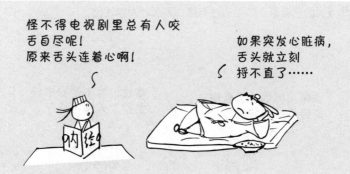

心脏病发作时，心与舌的关系尤为明显，会立刻出现舌头捋不直的情况。很多心梗病人后期恢复时，舌头都始终不灵活，不能很清晰地说话。电视里也常见心脏病人，一边捂着胸口，一边指着远方，含混不清地说："药……药……"

《灵枢·脉度》："心气通于舌，**心和则舌能知五味矣**。"舌的功能其实就是心的血脉功能的体现，如果发现食不知味，或者味觉发生改变，就应该考虑是不是心的生理功能出现了异常。你们可以观察一下，心脏不太好的人，味觉都不是很灵敏。

另外，由于心主神志，心神紊乱最直接的表现就是胡言乱语，或者说话不清。如果一个人心的生理功能正常，他的舌体一定是柔软灵活、味觉灵敏的，说话肯定也非常流利。

怪不得我每次跟我妈谎报
分数的时候，舌头都不
利索。

我是报年龄的时候……

3. 在志为喜

《素问·阴阳应象大论》："**在脏为心……在志为喜。**"也就是说，心在情志方面的表现就是喜悦，过喜或者不及都会"伤心"。心主神志的功能太过，就会精神亢奋，嬉笑不休；如果功能不及，人就会很悲伤。

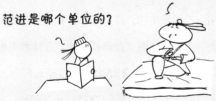

范进中举知道不？
就是因为太高兴了才
疯了……

范进是哪个单位的？

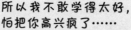
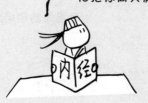

所以我不敢学得太好，怕把你高兴疯了……

有一些孩子，每天都是嬉皮笑脸，老师、家长骂他他也笑，没什么事也不停地乱笑，其实也是心神紊乱的一种表现。

4. 在液为汗

汗液，其实就是身体里的津液被阳气蒸腾汽化后，排出体外的液体。因为汗为津液所化，津液和血又同出一源，所以中医里有**"汗血同源"**之说。李中梓《医宗必读·汗》：**"心之所藏，在内者为血，发于外者为汗，汗者心之液也。"**

心主血脉，汗和血的关系密切。汗出多了，耗血伤津；反过来失血过多，津亏血少，就不会出汗。所谓**"夺血者无汗，夺汗者无血"**。

一天中，唯有**午时**（11:00 ~ 13:00）是心经运行时，此时最应该做的就是养心，休息。可是很多上班族都会在这个时间段去抓紧时间锻炼，多半都是剧烈运动，会出好多汗。**汗为心之液，在午时出大汗对心阴的损耗很大**，这样的人，你们可以留心观察一下，没有一个脸色是好看的。其实都是心气、心血亏虚的表现。

师傅，你谦虚了。
你整天都在睡觉，
啥也不干。

我中午就睡觉，
啥也不干。

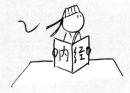

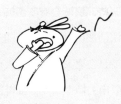

胡说！
我还干别的了！

你干啥了？

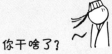

我吃瓜子了！

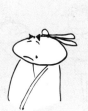

5. 与夏季相通应

夏季的五行为火，心的五行为火，同气相应，因此心与夏季相通应。夏季是一年中最热的季节，心阳虚衰的人，在夏季会因为大自然中阳气的补充感觉舒服一些，病情会有所缓解。但心阴虚的人，会因为外界过热感到更加难受，病情加重。《素问·四气调神大论》主张"夜卧早起，无厌于日"，意思就是在夏天的时候，人可以晚点儿睡觉，延长在户外活动的时间，晚上可以出去撸个串儿，或者在大排档和朋友喝喝啤酒聊聊天。

另外"冬病夏治"的意思是，阳虚或者阴盛之人可以在夏天最热的时候，也就是三伏天的时候，吃羊肉、贴三伏贴，让身体借助外界的阳气和药物的热量将藏在体内的寒邪逼出去，以达到治疗的目的。但三伏贴可不是什么人都适合，更不是通用的养生法则，它只针对那些真正有寒证的人。阴虚有热或者阳盛之人都不宜使用。

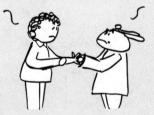

哎哟，想多了，就是我刚才
靠在沙发上压的……

 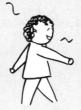

〜 学点中医，
瞧把你能的……

二、心脏早搏
可能是脾胃的小轮不转了

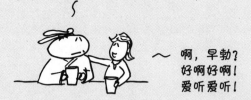

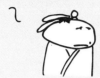

我说的是心脏早搏……
你是不是想多了……

那有什么
可听的……

　　心脏早搏、心脏偷停，是不是我们身边有很多人都有这个问题？在西医里，他们给出的说法是**早搏多见于风湿性心脏病、冠状动脉硬化性心脏病、心肌炎及心肌病等心脏疾病**。治疗的药物也有很多种，如普萘洛尔、美托洛尔、维拉帕米、美西律、胺碘酮、奎尼丁、普鲁卡因胺等，**病人吃了以后虽然心区不疼了，但是常会感觉头晕、脚无力、头发涨，还伴有恶心等其他副作用。**

　　那么心脏早搏到底是什么引起的？真的只能这样治疗吗？**咱们来看一个罗大伦先生发表在《救命之方》这本书里真实的医案吧，一个他自己的医案**（由于懒兔子画画水平有限，不能展示罗老师英俊潇洒的风采，实在抱歉，还请罗老师谅解）。

　　那是好多年前的一件事儿。那会儿罗老师刚开始学习中医不久，很勤奋，由于过度劳累，他患了一种"心脏病"，名字叫"早搏"。就是心脏跳着跳着就突然停一下，非常难受。

有好几次大伦同学一个人坐在路边，暗自神伤……

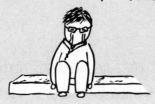

想想就这样离开人世太亏了，大伦同学擦干眼泪迎着风雨，到了他们那儿最好的医院心内科，求大夫诊治。结果医生一番检查之后，严肃地对大伦同学说：

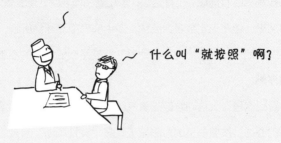

于是该同学吃了医生给的一些调整神经的药，结果呢？毫无结果。这样反复检查治疗了好几个星期，没有一点儿疗效。

于是大伦同学对治疗彻底失望了，想想自己好歹也开始学医了，下定决心自己给自己治疗。

功夫不负有心人，大伦同学刚翻开《伤寒论》，就看见张仲景先生早早就把药方写好了："**脉结代、心动悸，炙甘草汤主之。**"心动悸，指的

就是罗大伦先生出现的早搏情况，跳跳然后突然偷停一下。脉结代呢，就是指脉跳动时有间歇，止有定数，即几跳一停者为代脉，多为脏气虚所致；脉有间歇，但止无定数者为结脉，多由邪气阻滞脉络所致。

简单地说，"脉结代、心动悸"，就是我们常说的**心脏早搏、心律失常和停跳**。

看到这里，大伦同学鼓起勇气给自己开了这个人生的第一方，抱着试一试的心态，按照书里的方法抓了几服"炙甘草汤"回来煎了药。

结果呢？傍晚喝了第一次，当天晚上心脏早搏就好了一大半。

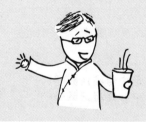

啊？神汤？！

第二天又喝了一次，早搏就全好了……然后他又喝了几服巩固，早搏就此消失，再也没有犯过。

所以，后来每当罗大伦先生看到医院心内科门口排的长长的队伍时，心里都十分感慨：这里有多少早搏的病人啊！中医这么神奇，方子都明明白白地写在书里，可是却没几个人知道，实在是太可惜了。

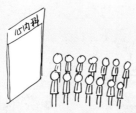

000 中医的推广，
任重而道远啊！

那我们就来聊聊这个炙甘草汤究竟是怎么治疗心脏早搏的，早搏又是什么原因引起的？先来看下炙甘草汤的组方：

炙甘草汤：炙甘草 12 克、生姜 9 克、桂枝 6 克、人参 6 克、生地黄 30 克、阿胶 9 克、麦门冬 9 克、火麻仁 9 克、大枣 7 枚（掰开）。以水 1500 毫升，加入黄酒或者清酒 50 毫升，煮沸后小火再煮 50 分钟。将阿胶烊化兑入药液中，分 2 ~ 3 次温服（剂量仅供参考，请在医生指导下用药）。

彭子益先生在《圆运动的古中医学》里对这个方子的本意进行了论证。他说，**心主血脉，心动悸其实就是心脏气血不足的表现。究其根本，是因为人体中气旋转失常，导致心气不能向下而出现的跳动作悸。**

意思就是，**这个病不是心脏本身有病，而是中气旋转不利引起的。主要原因是身体津液损伤，脉络枯滞，没有充足的津液来帮助中气运转而已。**就好像轮轴的旋转必须有润滑油一样。

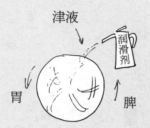

津液

润滑剂

胃

脾

有了津液的润滑,
脾胃的小轮转得很愉快啊!

中气不转,就会引起气血两亏,心脏得不到充分的气血滋养,就会出现早搏或者心律不齐。所以早搏本身不是病,是症状,是中气运转不利的症状。

中气运转是人体的根本。**中气也就是脾胃二气,脾升胃降,身体的圆圈才能正常旋转**,人就是健康的。若中气运行不畅,就会发生很多病变。中医治病求其根本,切不可见到早搏就以心就心地论治,这样心脏病永远都不会除根儿。

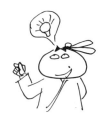

三、心腹疼痛，
可以用活络效灵丹试试看

我曾经收到过一个读者的医案，他在文中这样说：有一次他在外地出差，突发心口疼痛，呼吸不畅，无法入睡。后来自己尝试用了几种药进行治疗，都效果甚微。最后发作时，连吃两片止疼片都无法平息疼痛，整夜不眠。后来他突然想起以前在张锡纯先生的《医学衷中参西录》里看到过一个方子，叫"活络效灵丹"，可以用于心腹疼痛的治疗。因此他抱着试试看的心态，去开了一剂。结果喝完一次药后，当天下午就感觉心中的疼痛感大大缓解，然后晚上临睡前把剩下的半剂喝完，居然安睡了整夜，第二天豁然痊愈。一直到给我写信的时候，已经整整 4 年，这个病都再也没有发作过。

看完这个案子，我们不得不感叹中医治疗的神奇。但是他提到的**"活**

络效灵丹"为何有如此的神效呢？

我们来看下这个方子的组方：**当归 5 钱、丹参 5 钱、乳香（生）5 钱、没药（生）5 钱**。一般来说，一钱约等于 3 克，也就是说，方了中四味药的用量都是 15 克。

张锡纯先生在《医学衷中参西录》里，说此方主治范围为：**气血凝滞，心腹疼痛，腿疼臂疼，内外疮疡，一切脏腑积聚，经络湮淤。**

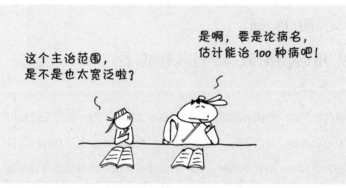

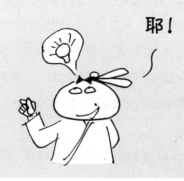

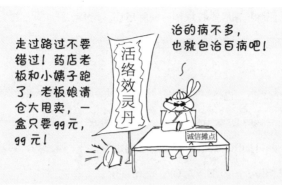

为什么？因为中药治的不是病啊！中药的作用就是调节人体脏腑、经络的机能。

就拿这个活络效灵丹来说，里面的当归，性温，味甘辛。功效为补血活血、调经止痛、润燥滑肠。主治月经不调，闭经，痛经，症瘕积聚，崩漏，虚寒腹痛，痿痹，肌肤麻木，肠燥便难，赤痢后重，痈疽疮疡，跌扑损伤。它走肝、心、脾三经，走血。所以它可以用来调节肝藏血、心主血、脾统血的功能。

丹参，味苦，微寒。功效为活血祛瘀，通经止痛，清心除烦，凉血消痈。主治胸痹心痛，脘腹胁痛，症瘕积聚，热痹疼痛，心烦不眠，月经不调，痛经，闭经，疮疡肿痛。走心、肝经。同样是调节脏腑、经络的血液问题的，同时还有凉血的作用。

乳香，是一种树皮渗出的树脂。性温，味辛苦。功效为活血行气止痛，消肿生肌。主治胸痹心痛，胃脘疼痛，痛经，闭经，产后瘀阻，症瘕腹痛，风湿痹痛，筋脉拘挛，跌打损伤，痛肿疮疡。走心、肝、脾三经，它的主要作用是行气，用气带动血液的流通。所谓"气为血之帅"。

没（mò）药，也是一种树脂。性平，味辛苦。功效为散瘀定痛，消肿生肌。主治胸痹心痛，胃脘疼痛，痛经，闭经，产后瘀阻，症瘕腹痛，风湿痹痛，跌打损伤，痛肿疮疡等。它也走心、肝、脾三经，功效和主治与乳香非常相像，一般都作为 CP，配伍使用。

从这四味药的性味、功能、主治，你们就会发现，张锡纯先生说它治疗**气血凝滞，心腹疼痛，腿疼臂疼，内外疮疡，一切脏腑积聚，经络湮淤**，真的不是吹牛的。

随便举一例：闭经、痛经能不能治？可以。冠心病、心绞痛能不能治？可以。手臂疼痛能不能治？可以。腿疼能不能治？可以。腰疼能不能治？可以。皮肤上的痈疽疮疡能不能治？可以。伤口化脓烂掉不能愈合能不能治？可以。胃溃疡能不能治？可以。子宫肌瘤能不能治？可以……

因为每个人的体质不同，形成的病因不同，因此在治疗上述疾病中，可能还需要根据个人的具体情况做些调整，效果才能更好。张锡纯先生在书中特别强调，如果治疗臂痛，可以加连翘；治疗腿痛，加怀牛膝；妇女瘀血腹疼加桃仁、生五灵脂；疮红肿属热证者加金银花、知母、连翘；疮白硬属寒证者加肉桂、鹿角胶；疮破后无法愈合，加黄芪、知母、甘草；脏腑内痛加三七（冲服）、牛蒡子。

以上这些症状，把它换作西医的病名，何止百种！而且此方是从气血、从脏腑经络根本功能进行调节，所以一旦病好了，就不太容易复发。

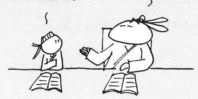

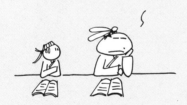

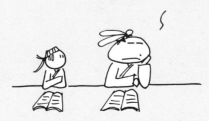

中医能治病救人，职业神圣，造福一方，但惠及的人数有限。科普工作者是知识的搬运工，虽然看上去深度不够，但在某种程度上可以帮助更多人。

我们这个社会，既需要优秀的医生，也需要科普者——这两者所做的工作并不矛盾，更不是对立的，而是相互补充。

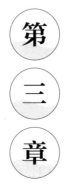

第
三
章

CHAPTER.03

肺

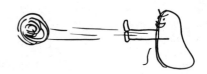

一、听完这些肺话，
很多问题就都明白了

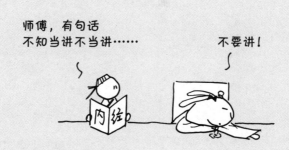

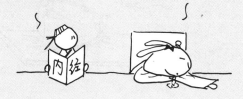

肺对我们来说，是属于老病号，常年出现各种问题。为什么呢？这是由肺的特性决定的。肺长在我们的胸腔，**上面连着气道咽喉与鼻，所以肺开窍于鼻，喉为肺之门户。因此每当肺感受外邪时，最先出现症状的就是流鼻涕、咳嗽或者咽痒咽痛。**肺呈分叶状，质地疏松，所以可以随着我们的呼吸变大变小。

肺的生理机能一共有三个：

（一）肺司气，主行水

1. 主呼吸之气

《**素问·五藏生成篇**》："**诸气者，皆属于肺。**"主要表现在两个方面：一是主呼吸。肺通过吸清呼浊，来进行身体气机的交换。而吸入清气，呼出浊气，是靠肺的宣发与肃降功能来完成的。

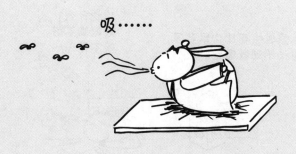

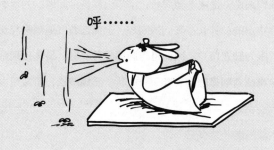

　　"**肺主气，肾主纳气**"，我们从肺吸入的气体，**会通过肺的肃降深达到肾**，被肾所吸纳。

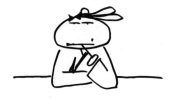

宣发和肃降功能协调有序，则呼吸调匀通畅。如果邪气犯肺，导致宣发、肃降功能失调，影响气机的交换，则会出现**胸闷、咳嗽、喘促、呼吸不利的症状。**

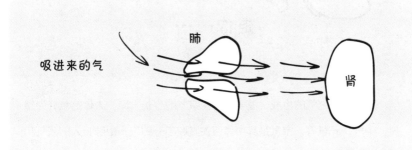

2. 主一身之气

《素问·六节藏象论》："**肺者，气之本。**"肺主一身之气，包括气的生成、气的运行。

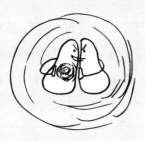

我的气场最强大！

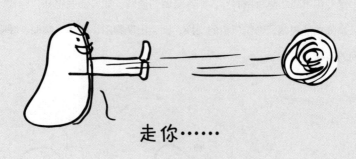

走你……

　　肺主一身之气的生成，主要体现在宗气的生长方面。人体的气分为宗气、中气、元气等。宗气是其中停留在胸腔部分的气，由肺吸入的清气和水谷精微化生而成的水谷之气结合而成。

　　宗气虽然听着没有中气和元气名气那么大，但其实是人体非常重要的气机。如果人停止呼吸，不再吸入清气，影响了宗气的形成，那么人很快就会窒息而死了。民国时期的张锡纯先生对宗气就很有研究，他认为很多查不出病因的"无疾而终"，其实都是因为宗气下陷导致的。他说，当宗气下陷不再停留在胸中时，那么心肺功能就会大受影响，从而导致肺停止呼吸，心脏停搏。而这种症状引起的死亡，常常被人误以为是"无疾而终"。他说，当一个人真的无疾的时候，又怎么可能死呢？

　　在临床上，张锡纯先生也对宗气下陷进行了很多研究，他发现只要宗气下陷，人就会出现胸口憋闷，呼吸不畅，需要深呼吸才能保持供氧充足的情况。但这些症状又往往不被人们重视，才会导致死亡。因此他特别创制了一个方子叫"升陷汤"，专门治疗宗气下陷引起的疾病，记载在《医学衷中参西录》中，救人无数。

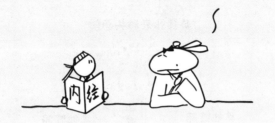

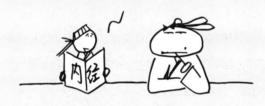

肺主一身之气还体现在肺对全身的气机有调节作用。肺有节律地呼吸，可以调节全身气机的升降出入，肺的呼吸均匀有节律，全身的气机才能调畅。

3. 肺主行水

是指肺气的宣发和肃降推动和调节全身津液的输布和排泄。**肺主行水主要是通过两个方面**：一是肺接收了脾运送给它的津液后，通过自己的**宣发功能**，把津液上输到身体的上部和四周的皮肤；二是通过**肃降功能**，把津液向身体的下部和其他脏腑输送。其中，把浊液分离出来送到膀胱。

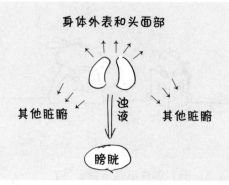

因此，如果肺的宣发和肃降功能失常，就会导致津液代谢出现障碍，引发尿少、痰饮、浮肿等病证。在临床治疗时，经常会用到"宣肺利水""降气利水"等方法，就是这个原因。

比如中医治疗**尿潴留，方法很简单，就是用紫苏叶、枇杷叶各 15 克，熬水 5 分钟**，病人喝完基本上第二天就可以好好尿尿了。原理就是宣肺降气——紫苏叶有宣畅肺气的作用，枇杷叶可以降肺气。当肺的宣发与肃降功能恢复的时候，人自然就会尿出尿来了。

4. 朝百脉，主治节

肺朝百脉是指肺具有辅心行血于周身的生理机能。全身的血液都要流经于肺，补充氧气后，再输送到全身。同时，肺气还负责推动血液的运行。《素问·平人气象论》："人一呼脉再动，一吸脉亦再动。"

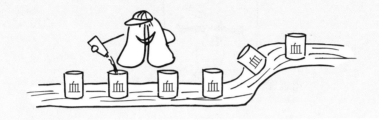

加点氧气吧，口味可好了……

肺气充沛、宗气旺盛，全身气机调畅，则血液运行正常。**如果肺气壅塞或者虚弱，则会出现心血运行不畅、气滞血瘀、心悸胸闷、唇青舌紫等症。**

肺主治节。《**素问**》：**"肺者，相傅之官，治节出焉。"指肺气具有调节呼吸、全身之气以及血和津液的机能。治节主要体现在四个方面：一是呼吸；二是全身的气机；三是血液；四是津液。**

平视图

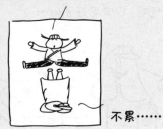

（二）肺与形体官窍和自然的关系

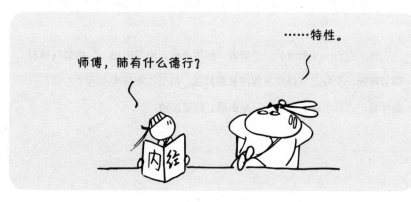

肺有什么特性？就是特别娇气呗。肺为娇脏，清虚娇嫩，非常容易受到外邪的侵袭。这个和它在体为皮毛，开窍于鼻有关。外邪一般的来路，不是从皮毛入，就是从口鼻入，所以最先犯肺，也在理，没毛病。

但是肺呢，天生娇弱不说，还喜欢湿润、干净。容不得燥气，更容不得异物。因此一到了秋天燥气盛行的时候，我们就容易咳嗽，就想吃梨子润肺。而雾霾天气，肺就倒了大霉，那么爱干净、清润的娇脏，哪儿能受得了那么大颗粒的飞尘！因此我们都会在雾霾天气里戴口罩，否则就会出现呼吸不畅、咳嗽、胸闷等症。

另外，肺有两个生理特性，一是宣发，二是肃降，肺就靠着这两门手艺活在当下。宣发功能主要体现在三个方面：一是把体内的浊气呼出去；二是将脾转输给它的水谷精微上输到头面官窍，外达皮肤腠理；三是宣发卫气于皮毛，主司毛孔的开合，并将津液化为汗液排出体外。如果肺气的宣发功能失常，就会出现呼吸不畅，胸闷喘咳，鼻塞、喷嚏、恶寒、无汗等症状。

很多女人都知道皮肤干燥要补水，然后每天拼命喝水，但是要知道我们肌肤的水分不是喝进去水就能补充的，要先靠脾运化为津液，再由肺的宣发功能外达我们的皮肤腠理。因此皮肤是不是水嫩光滑，和你喝多少水并没有直接关系，主要靠脾和肺的运化转输。

另外，中医在临床上治疗咳嗽、鼻塞、咳喘时，也都是先以宣通肺气为主，只有肺气的宣发功能恢复了，毛孔才能打开，体内的浊气和邪气才能被排出，咳喘自然就缓解了。

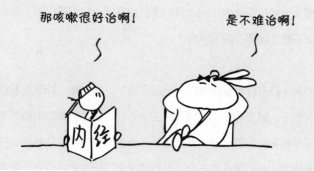

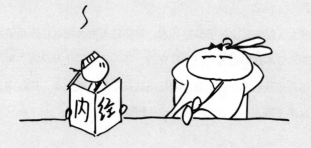

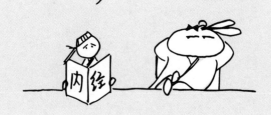

肺的肃降功能也体现在三个方面：一是吸入清气，并将宗气散布至脐下；二是将脾转输给它的水谷精微向下散布给其他脏腑；三是将脏腑代谢后的浊液下输于膀胱，生为尿液。如果肺的肃降功能失常，就会出现呼吸短促、喘息、咳痰等症。

肺经运行的时间为凌晨 3 ~ 5 点，此时肺经通过肃降功能会把阳气带着往下走，是人睡得最沉的时候。小偷都喜欢选这个时候动手，因为业主睡得沉，动静大点儿也不会被发现。

我知道你们都喜欢这个时候动手，
小伙子，注意养生啊！
伤了肺，偷的钱都不够看病的！

我都是大白天偷，
从来不加夜班。

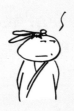

啊？请教师傅，您都偷什么啊？

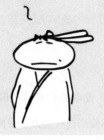
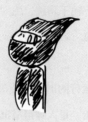

偷懒！

如果在肺经运行的这个时段，你就醒了睡不着了，说明你的肺的肃降功能出现了问题。很多孩子都会在这个时间段突然咳嗽，这个也肯定是肺气不降引起的，要从肺热、肺燥或者肺虚等方面考虑了。

因此若要肺安，它的宣发和肃降功能就必须发挥正常，否则不但肺部会出现病证，全身的气机、血液和津液都会有问题。我们治疗肺病的时候，用的所有药都是帮助肺恢复宣发和肃降功能的，而不是说某个药止咳、某个药平喘。当肺的宣降功能正常时，咳喘自息，不必去治。

（三）肺与形、窍、志、液、时的关系

1. 在体合皮，其华在毛

肺主皮毛，是因为肺司气，一是主管着皮毛的开合，用皮毛宣散肺气，调节呼吸。二是肺气宣发，可以将水谷精微散布到皮毛，濡养皮肤和腠理。如果肺气虚，毛孔开合失常，卫气不固，就会有自汗的现象，同时可见皮毛失养而干枯无光泽。

反过来，皮毛对肺也有两个作用：一是皮毛可以宣散肺气，帮助调节呼吸；二是皮毛受邪会内合于肺。比如说我们衣服穿少了，受了寒凉，寒气从我们的皮肤进入到身体里，出现恶寒发热、头身疼痛、无汗等症状，然后紧跟着就会出现肺部病证，如咳嗽、哮喘等。因此我们在治疗感冒时，通常都会解表并宣肺。

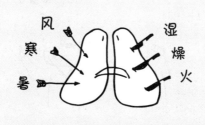

活得好辛苦……

2. 开窍于鼻

鼻子是我们用来呼吸的通道，主通气、主嗅觉。鼻子是不是个好鼻子，不仅依赖于本身的质量，更依赖于肺津的滋养和肺气的宣发。只有肺津充足、肺气宣畅的时候，我们的鼻息才能通畅，嗅觉才能灵敏。否则就会出现鼻塞不通、嗅觉迟钝等现象。

因此，中医在治疗鼻炎的时候，都是从肺入手，以辛散宣肺为基本法。如鼻干生疮、嗅觉失常，多用滋养肺津、润燥养阴的方法。

3. 肺在志为悲

肺对外界情绪的应答为悲，因此肺在声为哭。意思就是肺不好的人，情绪很容易悲伤，特别好哭。"四大名著"讲的就是林黛玉因为性格不好，爱哭爱闹，结果被孙悟空打死了，后来又化为了妖精，在唐僧的取经路上……

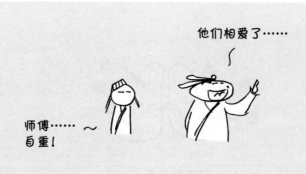

呃，好吧好吧，林黛玉其实就是被自己悲死的。她因为肺不好，整天咳嗽，造成了肺虚，然后又因为肺虚导致了情绪更加低落，总是悲伤不已。过度悲伤后又更加伤肺，形成了恶性循环。所以林黛玉真的不是因为贾宝玉移情而气死的，是因自己的肺病病死的。

看来哭也是技术活，
别一不小心把自己哭死了……

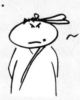

对啊，哭一定要哭
出实效，哭出成果，
要阶段性回头看，
保证哭出新高度！

我觉得默默地哭泣最傻了，这样只能伤害自己。一定要哭得惊天地泣鬼神，让那个把你弄哭的人以后看见你就跑，再也不敢对你多说一句废话！

哇……哇……啊……

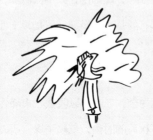

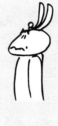

哇……哇……啊……

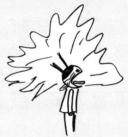

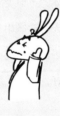

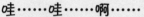

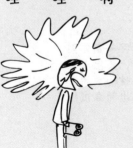

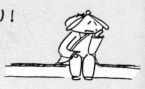

4. 在液为涕

这个特别好理解，想想看，我们一感冒就会流鼻涕，对吧？辛入肺，所以只要我们一吃辣的东西就会流鼻涕，也是这个原因。另外，别小看了这个鼻涕，适当的鼻涕对润泽我们的鼻腔、防御外邪、畅通呼吸有重要的作用。同时它还是我们辨证的重要参考，比如说，如果流清涕，则代表是寒邪犯肺；如果是黄涕，就是热邪；要是不流鼻涕，只是鼻干而痛，那就是燥邪干的坏事儿了。

5. 与秋季相通应

秋季的五行为金，肺的五行也为金，二者都以收敛、肃降为特性，同气相应，故肺与秋季相通应。到了秋天的时候，气候干燥，所以要以润肺为主，否则肺津亏虚的人，很容易燥咳，可以多吃点儿润肺的食物。比如梨子、荸荠、银耳、莲藕、葡萄等。另外秋天的养生之道是"早卧早起，与鸡俱兴"，人体的气血要随着"秋收"慢慢地收回体内，以便冬天来临的时候深藏。夏天喜欢撸串儿的朋友，秋天的时候就早点儿回家吧，顺路再把在外面跳广场舞的老妈一起拉回家。"秋收"啦，晚上在外面耗散阳气对身体特别不好，没事儿散个步就行了，过度运动晚上反而睡不好。

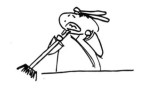

二、肺炎的证型和治疗
——让外邪找到回家的路

疾病的来路，就是去路。肺炎也分外感和内伤。今天就把肺炎的几种类型都归纳一遍，**以赵绍琴老先生发表的几种证型为准**。转述如下，供你们参考。

赵老先生对温病极有研究，他认为肺炎是身体本来就有内热，再加上感受了外部的温邪，内外合并才发生的。所以，如果只是感受外邪，身体里面没有邪教的卧底接应，也完成不了肺炎这个任务。

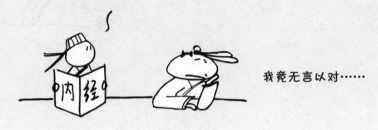

　　赵先生治疗肺炎没有特定的方子，都是辨证论治，他把肺炎分为了五种类型，如果你曾经得过，必有一款能引起你的回忆。

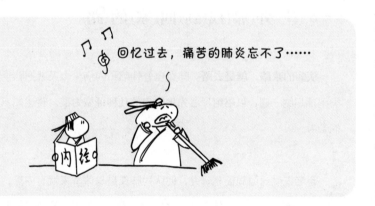

（一）肺热壅盛型

　　症状为：**高热、喘咳、气急、舌头红而苔黄**。这种是指肺部有热，郁结在内，而皮肤毛孔都紧闭，无法把里面的热气散出去（不得宣泄），这时候的治疗原则就是打开皮毛，透热外出（宣肃清化）。

用药：**苏叶、生石膏、知母、前胡、杏仁、芦根。水煎服，昼三夜一服**（就是白天喝三次，夜里再加一次）。

赵老没有给出具体的药量，是因为他认为每个人发病情况不一样，具体药量应该根据病情协商中医再定。如果能按此熬药效果肯定最好，但如果不能及时煎药，按照组方，懒兔子推荐可以临时用中成药"麻杏止咳片"或者"咳喘宁口服液"救急。

（二）表气郁闭型

症状为：**高热但是特别怕冷、气急胸闷、面色青暗、脉滑、舌质红但是舌苔白腻**。这种就是比较典型的内热外寒，这时的治疗原则就是发汗以解表寒，然后再清热外出（宣肺开郁）。

用药：**麻黄、生石膏、杏仁、前胡、芦根。水煎服，昼三夜一服。**

根据组方，懒兔子还是推荐用中成药"咳喘宁口服液"临时救急。

看到没有？
都是散出去散出去！

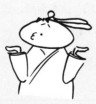

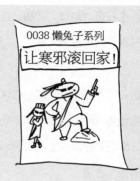

暑期大电影

0038 懒兔子系列

让寒邪滚回家！

（三）痰湿内阻型

症状为：**寒热交替、喘咳痰多、胸中憋闷、舌胖苔滑腻、舌滑润液多、脉象沉缓滑**。这种就是身体本来有湿，肺部痰多，肺气上逆，导致胸闷气短。治疗原则为宣发肺气，除湿化痰（宣肺化湿）。

药用：**苏叶梗子、麻黄、半夏、厚朴、杏仁、炙杷叶、冬瓜子**。**水煎服**。

根据组方，懒兔子推荐中成药"橘红丸"临时救急。如果忽冷忽热比较明显，加"小柴胡颗粒"。

（四）痰浊壅肺型

症状为：**喘咳痰鸣、痰多而稀、周身酸楚乏力、胸闷、舌苔白厚腻、舌根厚浊、脉沉弦滑，但按之有力**。这种就是本身痰湿体质，身体沉重，因此治疗原则就是除痰利气，止咳平喘。

药用：**苏子、莱菔子、白芥子、冬瓜子、皂角、前胡、浙贝母、半夏、**

甜葶苈。水煎服。

根据组方，懒兔子推荐用中成药"三子养亲茶"＋"二陈丸"临时救急。

（五）阴伤燥热型

症状为**身热，口干、干咳胸痛、痰黏难出、舌质红而干、脉细数**。这就是因为本身阴虚体质，再加上肺热灼伤肺阴，导致肺燥阴虚。这时的治疗方法就是滋补肺阴，泄肺热（泄热润肺）。

药用：**苏叶子、桑白皮、地骨皮、麦门冬、南沙参、杏仁、炙杷叶、清半夏、黛蛤散、瓜蒌仁、茅根、芦根。**

根据组方，懒兔子推荐用中成药"养阴清肺膏"临时救急。

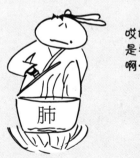

赵老说，一辈子临床治疗肺炎，不管病情如何，总是可以从以上五型**中找出对应证，依此治疗，基本都取得了很好的疗效。**即使有些孩子已经

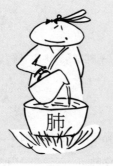

加点阴液，
滋个阴就好啦！

发展到了神昏抽搐的状况，但是仔细观察，还是不出这五型。一旦肺气宣畅，热泄痰清，小儿的神志就立刻清醒了，抽搐也自然就好了。

三、哮喘的中医治疗 急性篇

我记得大半年前，有一个孩子的妈妈经朋友介绍找到我，问我，在中医里哮喘可以治愈吗？我说可以啊，中医有很多办法都可以治疗喘证。然后这个妈妈犹豫了半天，下了好大的决心跟我说，那你就帮我儿子看一下吧，他从小哮喘，已经病了好几年了，现在10岁。

我问她现在是用什么办法治疗的。这位妈妈说，一直用的是喷雾。我说如果用中医的办法治疗的话，一定要先停激素，至少是慢慢地递减激素的用量。结果我话音刚落，这位妈妈就斩钉截铁地跟我说，不行！激素绝对不能停，因为她小时候也哮喘，就是靠喷雾喷了几十年，才慢慢好的。

然后，她就走了。

气雾剂是现代医学中治疗哮喘最常用的方法，但是治标不治本，所以要长期使用。而哮喘在中医里被称为喘证，是有明确的病机分析的，完全可以根治。**即使是多年的宿疾，依然可以从改善体质入手，慢慢地缓解症状直至痊愈。**

但是很少有人愿意相信中医，选择中医的办法进行治疗，认为现代医学更加先进，可以快速有效地看到结果，而对药物产生的副作用，却选择视而不见。

中国人不敢相信自己
已经太久了……

哮喘又叫喘证，是以呼吸喘促，甚至不能平卧，喉间有哮鸣声为主要临床特征的疾病。喘证的发生，主要因为痰阻气道、肺气壅塞。

常见症状为呼吸困难，甚至张口抬肩，鼻翼翕动，不能平卧，烦躁不安，面唇青紫。喘证的成因很多，但不外乎外感与内伤两大类。

外感为六淫病邪侵袭，多以风寒、风热为主，致使肺失宣降、气逆上迫而喘，多为实证。

内伤则由饮食不节、情志不调、久病体虚、年老体弱等引发，致使痰浊内生，气机不畅，升降失调，多为虚证。

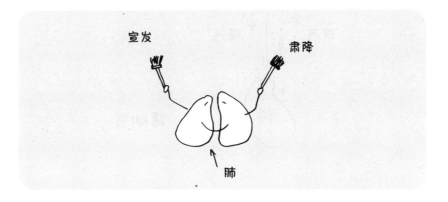

喘证：外感 —— 六淫（实证）

内伤 —— 体质问题（虚证）

我们先来聊聊实证。

肺主呼吸。肺是气体交换的场所，通过肺气的宣发和肃降运动，吸入清气，呼出浊气。再来复习一下肺的两把刷子。

宣发　　肃降

肺

肺气宣发才能将浊气呼出去，以拓宽我们呼吸的宽度。肺气肃降，才能将清气吸进来，以拉伸我们呼吸的深度。这两个功能相互协调，才能呼吸正常，均匀通畅。

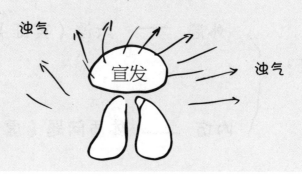

浊气　　宣发　　浊气

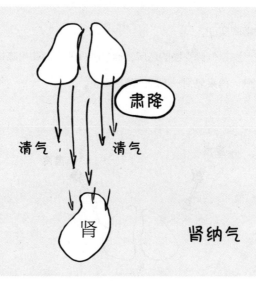

肃降

清气　　清气

肾　　　　　　肾纳气

　　如果邪气犯肺，导致了**宣发和肃降的功能失常，就会出现胸闷、咳嗽、喘促、呼吸不利等情况。**

　　所以，当我们开始哮喘时，就说明我们呼吸的宽度和深度都出现了问题，也就是宣发和肃降的功能失常。

一般来说，由于外感侵袭而导致的急性哮喘都是实证。而此类实证又主要分为寒喘和热喘。

寒喘：风寒袭肺。症见：流清涕、恶寒无汗、发热、痰多清稀、喘促不得卧、小便清长、舌淡苔白。

治则：宣肺散寒、化痰平喘。

最常用的药物就是**小青龙汤和苏子降气汤**。

小青龙汤：麻黄9克、芍药9克、细辛3克、干姜6克、炙甘草6克、桂枝9克、五味子9克、半夏9克。水煎服，先煮麻黄（剂量仅供参考，请在当地医生指导下用药）。

苏子降气汤：紫苏子9克、半夏9克、当归6克、甘草6克、前胡6克、厚朴6克、肉桂3克、生姜3克、大枣1枚。水煎服（剂量仅供参考，请在当地医生指导下用药）。

现在这两种药都有中成药卖，分别是小青龙胶囊和苏子降气丸。

【药品名】小青龙胶囊（处方药）

【组　方】麻黄、桂枝、白芍、干姜、细辛、法半夏、五味子、甘草（蜜炙）。

【功效主治】解表化饮，止咳平喘。本品用于风寒水饮，恶寒发热，无汗，喘咳痰稀。

临床使用特点：咳嗽痰多而稀（咳痰有寒气），兼有气喘（呼吸急促），伴发热，无汗，鼻塞流涕者参考选用。

支气管炎、喘息型支气管炎见上述症状者参考选用。

此药为处方药，购买前务必咨询医生，须凭医生处方购买。

【药品名】苏子降气丸

【组　方】炒紫苏子、姜半夏、厚朴、前胡、陈皮、沉香、当归、甘草。

【功效主治】降气化痰，温肾纳气。用于上盛下虚、气逆痰壅所致的咳嗽喘息、胸膈痞塞。

临床使用特点：咳嗽痰多，痰白黏稠，容易咳出，呼吸气短，出现气喘（动则加剧，严重的见呼吸困难，张口抬肩，喉咙里有痰鸣，不能平躺），伴有胸口胀满，腰膝疲软者参考选用。

慢性支气管炎、喘息型支气管炎见上述症状者参考选用。

热喘：痰热内蕴。症见咳喘痰多气急、痰稠色黄、微恶风寒、口干喜冷饮、小便短赤、舌红苔黄腻。

治则：清肺泻热，化痰定喘。

一般方用定喘汤。

定喘汤：白果（炒黄）9克、麻黄9克、苏子6克、甘草3克、款冬花9克、杏仁4.5克、桑皮（蜜炙）9克、黄芩4.5克、法半夏9克。水煎服（剂量仅供参考，请在当地医生指导下用药）。

中成药推荐降气定喘丸。

【药品名】降气定喘丸（处方药）

【组　方】麻黄、葶苈子、桑白皮、紫苏子、白芥子、陈皮。

【功效主治】降气定喘，除痰止咳。用于痰浊阻肺所致的咳嗽痰多，气逆喘促；慢性支气管炎、支气管哮喘见上述证候者。

临床使用特点：咳嗽痰多，痰黏不易咳出，气逆气喘（呼吸急促），喉咙中有痰音者参考选用。

慢性支气管炎、支气管哮喘见上述症状者参考选用。

此药为处方药，购买前务必咨询医生，须凭医生处方购买。

很多小朋友每次感冒必咳嗽，咳嗽后就很容易诱发哮喘，**此类急性哮喘就是此篇讨论的实证。**

建议家长们常备以上中成药，在孩子哮喘刚刚发作时，及时服用，效果会很好。

另外，作为平时保健，建议多吃怀山药，山药有健脾益肺的功能。《医学衷中参西录》："**一味薯蓣饮：生怀山药4两，切片。煮汁两大碗，以之当茶，徐徐温饮之。治劳疾发热，或喘或嗽，或自汗，或心中怔忡，或因小便不利致大便滑泻，及一切阴分亏损之证。**"

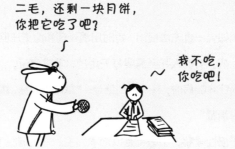

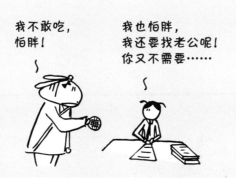

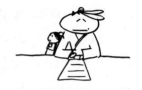

四、哮喘的中医治疗 plus 慢性篇

急性哮喘如果一直无法根治，暂时用消炎药和激素压回去，时间一长，就变成了慢性病。有的人甚至需要每天用药，非常痛苦。

中医在治疗哮喘病时，有个原则就是：**"急时治其标，缓则治其本""发时治肺，平时治肾"**。

所以对于慢性哮喘，中医都是以治本为主。一般情况下分为**肺虚型、脾虚型、肾虚型**。

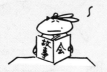

小明，你知道脾、肺、肾之间是什么关系吗？

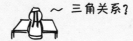

~ 三角关系？

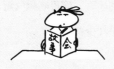

你脑子里整天在想什么乱七八糟的东西？

如果我不多点儿联想，中医这么枯燥的东西，我又怎能学得下去……

　　从五行上解释，肺的五行为金，脾的五行为土，肾的五行为水。脾土为肺金之母，肾水为肺金之子。哮喘虽然主要是肺部的病症，但是由于"母病及子"和"子病及母"，所以脾虚和肾虚都有可能引起哮喘，成为病源。

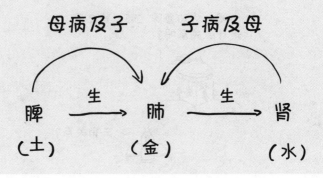

母病及子　　子病及母

脾　　生　　肺　　生　　肾
（土）　　　（金）　　　（水）

（一）肺虚型

多数慢性哮喘病患者都有肺气虚的表现，症见**咳嗽气短、少气懒言、面色疲惫、自汗恶风、咽干口渴、舌干红少苔**。

这是因为久咳伤肺，肺主气，肺虚则气虚，出现气短自汗。咳久必伤阴，气虚亦伤阴，故有干咳少痰，口干舌燥等阴虚的症状。

此时多用生脉散。

生脉散：人参9克、麦冬9克、五味子6克。水煎服（剂量仅供参考，请在医生指导下用药）。

主治久咳肺虚、气阴两虚证。

这个药也有中成药"生脉饮"。治疗慢性哮喘时，建议加至1.5倍药量服用。

（二）脾虚型

脾主水湿代谢，脾失健运就会出现痰饮等病理产物。脾虚亦导致脾不升胃不降，胃气上逆带动痰饮上行至肺，壅塞肺中，出现呼吸不畅、喘促等症。平素表现为**咳嗽痰多、面黄无华、四肢倦怠、食欲不振、腹胀便溏、浮肿、舌淡苔白腻**。

此时推荐用药**六君子汤**。

六君子汤：茯苓 12 克、甘草 6 克、人参 12 克、白术 15 克、陈皮 12 克、半夏 15 克、大枣 2 枚、生姜 3 片。水煎服（剂量仅供参考，请在医生指导下用药）。

功用：益气健脾，燥湿化痰。主治脾胃气虚兼痰湿证。

（三）肾虚型

久病及肾，肾虚型哮喘病患者一般病程都比较长，而且反复发作的次数也比较多，慢慢地就导致了肾元亏损，肾气失纳。症见**气息短促、呼多吸少、吐泡沫痰、腰腿酸软**。但是肾虚会有肾阴虚和肾阳虚两种，如何判断只能根据身体的整体症状进行辨证了。

肾阴虚证见腰膝酸痛、头晕耳鸣、失眠多梦、五心烦热、潮热盗汗、遗精早泄、咽干颧红、舌红少津无苔、脉细数等。

肾阳虚证见精神不振、畏寒怕冷、四肢发凉、腰背冷痛、小便清长、虚喘气短、咳喘痰鸣、五更腹泻、舌淡白苔白、脉沉迟。

如果是**肾阴虚就推荐左归丸**，是一款中成药。

左归丸：熟地黄、菟丝子、牛膝、龟板胶、鹿角胶、山药、山茱萸、枸杞子。

功效：滋阴补肾，填精益髓。

如果是**肾阳虚就推荐右归丸**，也是中成药。

右归丸：熟地黄、附子（炮附片）、肉桂、山药、山茱萸（酒炙）、菟丝子、鹿角胶、枸杞子、当归、杜仲（盐炒）。

功效：温补肾阳，填精益髓。

我有个姑姑，很小的时候就开始哮喘，我奶奶一直认为她是先天性的。后来听别人说胎盘对治疗哮喘效果很好，就千方百计地买来胎盘，剁成细末，拌在肉馅儿里包成饺子给我姑姑吃。

胎盘的营养价值极高，中医认为它有**养血填精、补肾壮阳、益气健脾**的作用。所以长期服用，对肾虚型的哮喘有一定的疗效。

还有一次，我和我的前领导聊天，说到哮喘，他说他的儿子从小就有这毛病，三天两头地犯病，搞得他和老婆都紧张得不得了。后来他们千方百计地找到了一个老中医诊治，原以为要花很多钱，结果老中医看了看，啥方子没开，就让他们回家给孩子每天早晚空腹吃一个水泼蛋，坚持一百天就好了。

这个水泼蛋一定要中间的蛋黄还是稀的，效果才好。

然后我的老领导夫妇就严格照办，每天做标记，整整吃了一百天。从吃蛋开始，孩子的哮喘就再也没犯过，现在已经快过去 30 年了。

鸡蛋在中药里原本就是一味药食同源的东西，称为鸡子黄、鸡子白。鸡子黄性平，归脾、肾经，滋阴润燥。鸡子白归脾、肺经，润肺利咽，除烦止咳。

说到底，这个水泼蛋的功用就是滋补脾肺，治疗肺虚型哮喘疗效杠杠的。这个方法还可以用于治疗感冒后的久咳，效果也很显著。

很多慢性病都是体质原因造成的，治疗时从体质入手，治本，才不反复发作。我列举的这些哮喘的治疗方法一定不全面，只是希望以此作为参考，给大家一个思路，再遇到此类哮喘病症时，不要慌张，找个中医仔细辨证，一定可以逐步改善。

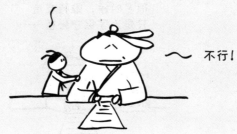

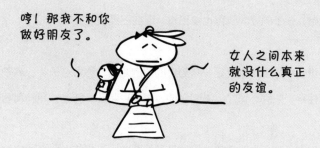

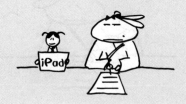

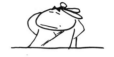

五、好吃的食物
一样是治疗咳喘的良药

很多人对吃中药有天然抵触心理，觉得是药三分毒，所以推荐一个张锡纯先生治疗咳喘的食疗方，又安全，又好吃——**珠玉二宝粥**，一听这个名字就知道是好吃的东西。中医就是这么有本事，吃着吃着就把病给治了，好了都不知道什么时候好的。

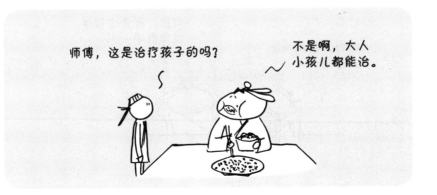

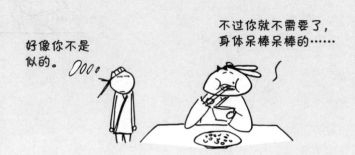

这个名字好听的粥到底是什么组成的呢？这个是张锡纯先生记载在《医学衷中参西录》里的一个很有名的方子。

珠玉二宝粥：生山药 2 两（约 60 克），生薏米 2 两（约 60 克），柿霜饼 8 钱（约 24 克）（剂量仅供参考）。

先将山药和薏米粗捣成渣，煮至烂熟，再将柿霜饼切碎，调入融化，然后随意服用就好了。

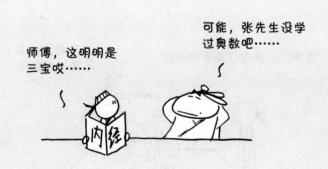

这个貌似极其简单的食物，是治什么的呢？说出来吓你一跳——"**治脾肺阴分亏损，饮食懒进，虚热劳嗽，并治一切阴虚之证**"。功能如此强大，意不意外？开不开心？

这里的山药，一般都用的是怀山药。山药色白，入肺（肺对应的五行为金，色为白），味甘归脾，液浓益肾。**能滋润血脉，固摄气化，宁嗽定喘，强志育神，性平。**可以常服多服，也可用生者煮汁饮用，其妙无穷。

薏米其性凉，味甘、淡，入脾、肺、肾经，具有利水、健脾、除痹、清热排脓的功效。

张先生说，如果只用山药，时间一长怕太过黏腻。如果只用薏米，时间一长又怕淡渗太过，只有这两种食物同量等份，才能保证久服而没有任何坏处。

柿饼，最好就用我们小时候常吃的那种零食柿饼，上面有白色的霜。**这种带有白色霜的柿饼清凉润肺，甘甜入脾，它可以辅助薏米和山药发挥健脾滋阴的功效。**

这种好吃的粥，不但可以治病，还能充饥，不但充饥，更是非常美味。"**用之对症，病自渐愈；即不对症，亦无他患，诚为至稳善之方也。**"

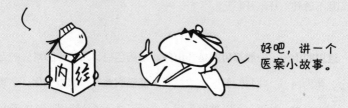

它到底疗效怎么样呢？

好吧，讲一个医案小故事。

有一个非常勤快的少年，因为一次感冒病愈后没有好好休养，又不顾劳累地从事了大量农务劳动，结果身体就慢慢变得虚弱，开始不停地咳嗽。每次一过正午就开始发烧，彻夜咳嗽吐痰，无法好好睡觉。

看了很多医生，医生都认为他年纪轻轻的，可能是肾虚，所以开了大量补肾的药，里面还加了黄芪和人参。结果调治两个月不但无效，饮食也开始减少，痰越吐越多，最后竟然到了起不了床的地步。

后来家人请到张锡纯先生诊治，张先生一摸脉，就知道这孩子是**脾肺阴分皆有损伤，并不是肾虚**。于是就开了这个好吃又容易做的**珠玉二宝粥**，让他一天吃两次。结果"**半月痊愈**"。

张先生说，**这个方子可以治疗一切阴分亏损之证**。也就是说，**不管大人小孩儿，只要是阴虚肺热导致的干咳、久咳、食欲不振，都可以用它来进行治疗**。

但是如果症状已经到了哮喘的地步，就可以用另一个方子——**沃雪汤**。

沃雪汤：生山药 1 两半（约 45 克）、牛蒡子（炒）4 钱（约 12 克）、柿霜饼（冲服）6 钱（约 18 克）（剂量仅供参考）。

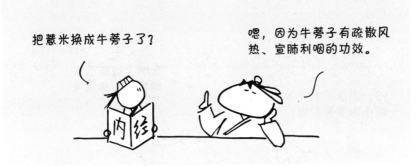

有一个四十多岁的人，一直患有哮喘症，稍微受点儿凉就会复发，活得很是痛苦。以前的医生治疗，都是用小青龙汤。这人用后，常常一剂就好了，所以慢慢习以为常。每次犯病的时候，都用小青龙汤急救。

可是又一次喘病发作，一连服了 3 剂小青龙汤都没用，于是很着急。连忙找到了张锡纯先生。张先生问完病史，又把了脉，明白了**这人之前之所以每次用小青龙汤就能好，是因为那些哮喘都是外感寒邪导致的，所以驱邪就好。**

但是这一次的哮喘，是因为内在脏腑损伤引起的。他久患哮喘，肺的肃降和肾的纳气功能肯定失调。之前小青龙汤只是治标，并未治本，因此病情总是反复。长久下来，肺、肾的损伤更加严重。

这次虽然没有外界寒邪的侵袭，但因为内在脏腑的虚弱而诱发了哮喘。

然后张先生就给病人开了沃雪汤，服用了两剂以后病就好了。后来，又多服用了几剂巩固疗效。

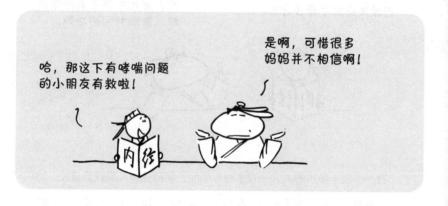

这个沃雪汤在张先生记录的病案中有神效，但是对于现在挂了大量抗生素和激素的孩子，是否也如此神效，我不是很有把握。有很多病邪，现在都被药物强行地压在了孩子的身体里，就像一个个定时炸弹，越积越多。

对量级很大的脏腑损伤来说，食疗的作用，可能就没有以前那么明显和快捷了吧。当然，成年人、老年人的问题也是一样。

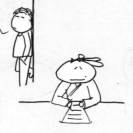

周日过母亲节，
咱家什么动静
都没有。

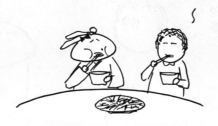

人家女儿都给老妈
买了好多东西……

不买东西的，
起码会赞助老妈出去旅游一次……
还是欧洲的……

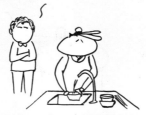

好了妈，你不要再说了，
二毛还小，我不想给她添负担！

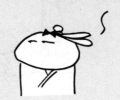

可是……我说
的……并不是
二毛啊……

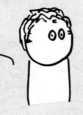
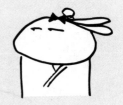

那你在背后说别人也不好。

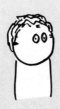
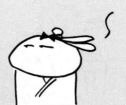

……我说的，是你。

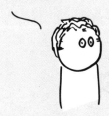

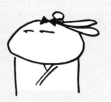

哎呀，我们两个都是当妈的，
这种节日，礼物就互免好了……

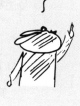

CHAPTER.04

脾

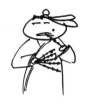

一、幸福生活全靠脾气好

心啊，肝儿啊是人体重要的器官，这个特别好理解，那为什么脾这么个不起眼的脏腑，在中医里却有那么重要的地位呢？

脾作为身体的器官，在膈下，与胃相邻。但是在中医里，脾的功能是一个运化体系，不仅仅是指脾脏这个器官本身的功能。因此，即使脾脏这个器官被切除，但脾的功能依然存在……

人体所需的精、气、血、津液等营养物质，均依赖于脾胃运化所化生的水谷精微，这对 CP 被称为"后天之本""气血生化之源"，可见脾的生理功能对人体的重要性。

脾的主要生理机能有两个：主运化、主统血。

（一）主运化

脾主运化，指脾气将饮食转化为水谷精微，并将其吸收、转输到全身脏腑的生理机能。脾主运化是整个食物代谢过程的中心环节，也是后天维持生命活动的主要生理机能。

1. 运化谷食

我们吃进来的食物，不是到肚子里就直接变成营养物质被身体吸收了，而是要通过胃的腐熟之后，再经过脾的运化，才能化生为身体所需的精、气、血、津液——内养脏腑，外养皮毛。

脾、胃是人体运化的中枢，脾气一般通过两个方式转输精微物质：一是上输给心肺，化生气血，然后通过肺的宣发和肃降功能，散布到全身；二是通过自己的小轮转动，把精微物质输送到全身各部。

脾气的运化机能强健，称为"脾气健运"，说明化生精、气、血、津液的水平棒棒的，这样我们的身体就有了足够的能量和营养来源，脏腑、经络、骨骼、肌肉，哪儿哪儿都没毛病。但是如果"脾失健运"，则代表脾的运化机能减退，这时候我们吃进来的各种好东西就不一定都能转化为身体所需的能量了，甚至有可能出现吃多少拉多少、腹胀、便溏、食欲不振等症。

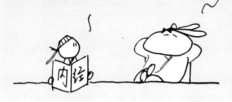

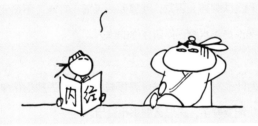

2. 运化水饮

讲的是脾能够把我们喝进来的水化为水精，也就是津液，然后吸收、散布到我们身体各处的生理机能。水的吸收，虽然要在胃、小肠、大肠里进行，但最后都得给脾，经过脾气的推动和激发，才能变成人体可以吸收的津液。

脾气转输津液的方式有四种（熟记、大纲题）：一是上输给肺，通过肺气的宣降，给皮肤腠理，给五脏六腑；二是向四周布散，"以灌四旁"，滋养濡润脏腑；三是将部分水液下输到膀胱，变为尿液；四是发挥自身优势，借着身体"小轮儿"的转动，让全身的津液随着脾胃之气上腾下达，散布到各处。

这么说，仿佛很难记忆，其实你们仔细读每一个字就会发现，确实很难记忆，这就是为什么中医基础知识学起来容易困，所以重在理解。我们只要知道水喝进来之后，不是自己就能变成津液，被身体吸收利用的——喝了8杯水，皮肤就滋润了——能不能变成津液和你喝多少水没关系，主要看脾。脾气健运，运化水饮的功能强大，喝进来的水也能变成津液，然后被脾输送到皮肤脏腑。否则，就算你每天喝一缸水，不是变成尿了，就直接变成了病理产物水湿，停留在你的体内。

这就是为什么有些人，总是口渴想喝水——因为脾生化津液的功能和布散津液的功能变差了，再怎么喝水也没用。

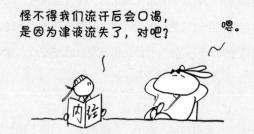

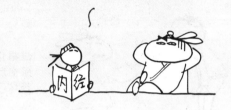

那师傅你能不能解释一下，
为什么你看到帅哥后都渴啦啦的？

内经

　　不管是运化水谷，还是运化水湿，反正食物进入我们的身体后，不是吃了啥就能变成啥，都得依靠脾的生化才能成为人体可以使用的精、气、血、津液。所以脾为"气血生化之源""后天之本"，保护好脾胃才是养生的根本。一个脾胃虚弱的人，就算整天吃山珍海味，灵芝鲍鱼也没有用，吃啥拉啥，白浪费钱。

　　所以《脾胃论》说："百病皆由脾胃衰而生也。"

（二）主统血

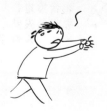

兔子，兔子，快别撸串了，
给我补补肾！

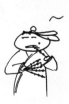

干吗？
有小三了？
肾不够用了？

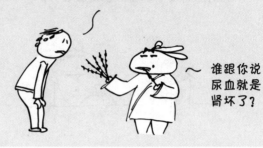

尿血，尿血！我肯定是肾坏了……

谁跟你说
尿血就是
肾坏了？

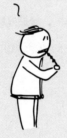
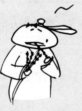

膀胱坏了？

可能只是脾虚……

我这么严重的病，怎么可能只是脾虚？
是不是因为我上次说你胖，你在报复我？

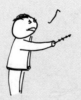

如果说我胖，
我就报复，
那我每天就
忙着杀人好了……

脾虽然位处身体的中枢部位，整天为了输送水谷精微给脏腑，忙着转圆圈累得要死，但是它还有个很牛的本事，就是**统摄血液**。

"心主血，肝藏血，脾能统摄于血。"这就好像是什么呢？脾是血脉交通管制的警察。**脾气是身体之气的一种**。**身体之气足了，脾气自然充足**。脾可以控制血液在脉中正常运行，而不逸出脉外。**脾气越充足，对血的固摄作用就越强**。反之，脾失健运，气衰而固摄作用减弱，血液就有可能失去统摄而逸出脉外。

脾不统血会出现什么情况呢？比如说**便血、尿血、崩漏等**。这些都属于脾不统血。因为脾是通过气来固摄血液的，**所以脾不统血，必然会出现气虚和全身倦怠的情况**。

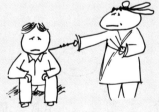

可怜天下父母心啊。"思出于心，但脾应之。"思虑过重，必然会引起心脾两虚。

好了，学了这么多有关脾的知识，问题来了……

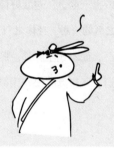

（三）脾气要升，必须燥

1. 脾气上升

脾气的特性为"升清"，就是说脾气要靠自己的升动，将水谷精微上输给心、肺、头面部，然后心肺再将水谷精微生化为气血，用来濡养全身。

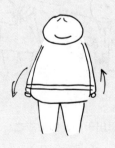

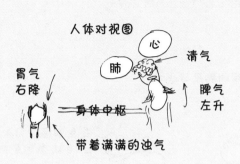

脾气的升清其实就是它运化机能的表现，**脾气从人体的左边升起，胃气从人体的右边下降**。脾气运送的是清气，胃气下降的是浊气，"脾宜升则健，胃宜降则和"。

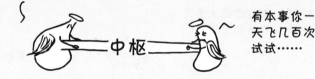

如果脾气虚弱，不能升清，浊气就无法下降，就会导致上面头面部没有清气的滋养而头晕眼花，精神疲惫；浊气在中间不能下行，腹满腹胀；清气在下，精微下流，常见腹泻便溏。《素问·阴阳应象大论》："清气

在下，则生飧泄；浊气在上，则生䐜胀。"

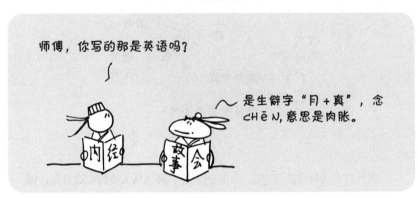

另外，**脾气除了自己得升，还有托举内脏的重任。** 脾气上升了，内脏的位置才能相对固定，不会下垂。如果脾气虚弱，无力升举，反而下陷，就会导致内脏下垂。**比如胃下垂、肾下垂、子宫脱垂、脱肛。**

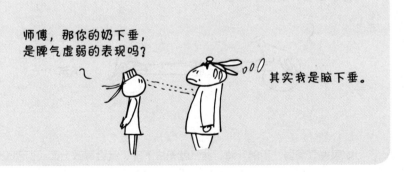

所以在临床治疗内脏下垂的时候，**一般都用补中益气汤。** 中气，其

实就是脾、胃二气的合称。但是在中气的运转中，**脾气占主导地位**，如果脾气不升，这个中轴就无法正常运转，所以中气下陷其实就是指脾气下陷。

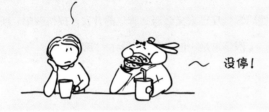

唉，我妈人前人后地喊我"肉圆"，烦死了。你妈喊你什么？

～ 没停！

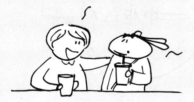

啊？你妈觉得你长得像梅婷啊？

不，我妈是说我的嘴从来"没停"……

过食肥甘，其实最伤脾胃。因为你吃进去的每一样东西，都需要脾、胃两个部门加班加点地帮你消化和输送出去。你以为吃东西就是嘴累啊，其实嘴最享福了，吃香的喝辣的，然后把食物嚼成一堆废渣传给人家脾、胃。因此要想保护好自己的脾、胃，最好的食疗就是清淡饮食，五谷杂粮。尤其是在生病服中药期间，忌口是非常必要的。

2. 喜燥恶湿

脾喜燥恶湿，是指脾喜燥洁而恶湿浊。脾主水湿代谢，身体里的水液都要靠脾来运化，送给脏腑和四肢。如果脾气健运，水精四布，人就妥妥的，没有水饮停留体内。但如果脾失健运，就会内生"痰饮水湿"，所谓脾生湿。**然后湿气反过来又会遏制脾气的升发，损伤脾阳。所以脾最怕的就是湿气，**《医学求是·治霍乱赘言》："**脾燥则升。**"

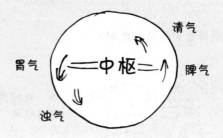

所以临床上对脾湿的治疗都是健脾利湿。"治湿不治脾，非其治也。"意思就是要祛除身体里的湿气，就得治脾，否则就是白治。

根据脾以上的特性，治疗脾主要是从两个方面：**一是升脾气，防止中气下陷；二是祛除水湿，防止脾虚湿困。**

推荐两个非常好的中成药。**治疗中气下陷推荐"补中益气丸"。**

补中益气丸：黄芪（蜜炙）、党参、甘草（蜜炙）、白术（炒）、当归、升麻、柴胡、陈皮、生姜、大枣。

黄芪、党参补中益气，和胃生津。白术祛湿健脾，当归滋养肝血，升麻、柴胡、生姜升阳举陷，和解表里，陈皮理气，甘草、大枣补中。

主治：体倦乏力，内脏下垂。

治疗脾虚湿困，推荐"参苓白术丸"。

参苓白术丸：人参、茯苓、白术（麸炒）、山药、白扁豆（炒）、莲子、薏苡仁（炒）、砂仁、桔梗、甘草。

这个方子之所以可以用来健脾祛湿，就是因为里面有很多**健脾祛湿的药物，**比如**白术、茯苓、山药、白扁豆、薏苡仁。**

主治：体倦乏力，食少便溏。

（四）脾与形体官窍和自然的关系

1．脾在体合肉，主四肢

《素问·痿论》："**脾主身之肌肉**。"全身的肌肉都要赖以脾胃运化的水谷精微才能壮实丰满。如果脾失健运，肌肉必然失养，人会形体消瘦或者虚胖，四肢无力。

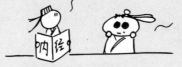

对虚胖的我来说，最郁闷的就是出差拿行李。男人们看我那么"壮实肥美"，以为我可有劲儿了，从来不帮忙提箱子，都是我一个人哼哧哼哧地拎着行李跟在队伍后面滚。

四肢也叫"四末"，由于离身体中央部门脾胃距离很远，所以更加需要脾胃健运，才能将营养物质输送到边远的贫困地区——四末。如果脾胃功能不强，脾失健运，身体最先放弃的就是那里。**所以一个脾胃不好的人，四肢一定是无力的。**

2. 在窍为口，其华在唇

人靠嘴巴吃饭，所有的食物都是经过口入的。脾经"连舌本，散舌下"，舌头又主味觉。所以食欲和口味都可以反映脾的运化功能是否正常。脾气健运，则吃吗吗香，牙好胃口好。要是脾气虚弱，则会食欲不振，口淡乏味，口腻口甜。

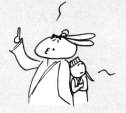

脾气的盛衰可以从嘴唇上看出来，脾气充盈，唇色就会鲜艳红润。反之，唇色黯淡无光泽。如果有瘀血，嘴唇就会发暗紫色，或者唇上有黑斑。

3. 在志为思

"思出于心，但脾应之。"虽然思属于神志的范畴，神志又归心管。但是心火生脾土，所以心思过重，会影响到脾气的运化机能。**会出现脾胃功能减弱、不思饮食、消化不良、胃脘胀痛、头晕目眩等情况。**

为什么有句古语叫"废寝忘食"呢？就是用脑过度，思虑伤脾引起食欲不振，到点儿也不想吃饭。很多公司白领就是工作压力大，脑子不停地思考，脾胃功能损伤严重。虽然吃了上顿没下顿，饥一顿饱一顿，但结果反而胖了。**这种胖，其实是虚胖，就是脾气虚了后引发的四肢无力，肌肉松弛。**

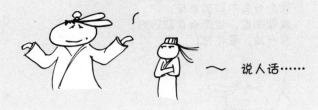

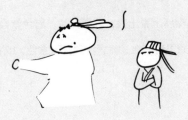

4. 在液为涎

脾在液为涎。涎就是唾液中比较稀的部分，它是由脾精上溢于口而化生成的。涎具有保护口腔、润泽口腔的作用，在我们吃东西时分泌旺盛，可以帮助我们咀嚼和消化。

所以说，口水可不是废水，它的作用很大。一个人如果口水（也就是涎液）太少，就会总觉得口渴，咀嚼和吞咽食物都会比较困难。这种"渴"可不是拼命喝水可以缓解的，因为水喝进身体里，不是直接变成了我们的津液，变成了涎——津液必须依靠脾的运化才能生成。

因此，如果脾胃不和、脾气不摄，口水就会特别多，睡觉的时候口水会不自觉地流出。小孩子之所以总会止不住地流口水，就是因为孩子们普遍脾气虚弱。如果是脾精亏虚，涎液就会分泌得很少，我们就会口干舌燥，即使不停地喝水也无法缓解。

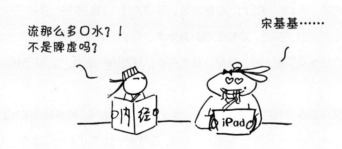

5. 与长夏或四时之气相通应

关于脾对应的季节一般来说有两种说法：一是脾对应的是长夏，也就是夏至到处暑这段时间（全国"十一五"规划教材《中医基础理论》）；

二是脾属土，居中央，主四时。《素问·太阴阳明论》："脾者土也，治中央，常以四时长四脏，各十八日寄治，不得独主于时也。"也就是说，每个季节（立春、立夏、立秋、立冬）前18天，都算是与脾土相通应的日子。

为什么说脾与长夏相应？因为在这个时节，大自然气候依然炎热，但是雨水很多，湿气很重，"天气下迫，地气蒸腾"，但是万物又在酝酿成熟，合于土生万物的道理。而脾在人体，负责水谷的运化，可将水谷精微生化为精、气、血、津液，滋养全身，是人的"后天之本"。因此脾与长夏，同气相应。另外，长夏之气为湿，可是湿气太盛则会困脾，影响脾土的运化。而脾失健运反过来又会影响水湿的代谢，加重身体的湿气，从而变成了恶性循环。

因此在长夏这段夏秋相交的季节，本身脾弱的人，特别容易患上湿热交结之症，比如浑身乏力、肢体困重、身热无汗、胃脘不舒、食欲不振，甚至出现失眠、头晕、咳嗽或者阴囊瘙痒、湿疹、阴道炎症。此时的治疗方法，应该从除湿入手，除湿与清热并重，湿为热的载体，湿去则热孤。

而脾主四时的意义是指四时（四季）之中皆有土气，脾不独立主一时。人体生命活动、各脏腑机能的正常运行，都依赖于脾胃对水谷精微的运化。脾气健运，四脏得养，才能很好地发挥各项机能，保证人体"小轮"正常转动，正气充足，抵抗力强。即所谓"四季脾旺"不受邪。

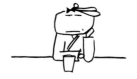

二、痰湿总是除不尽，怎样才能不做湿人？

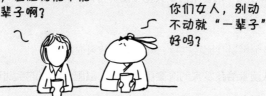

兔子，温胆汤能不能泡一辈子啊？

你们女人，别动不动就"一辈子"好吗？

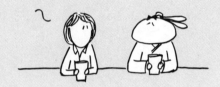

我的意思是能不能一直泡，
感觉一停湿气就又回来了。

　　看完关于脾的生理特性，相信已经有很多朋友可以非常准确地判断自己是否有痰湿了——胖大舌，舌苔厚腻，舌头旁边有齿痕，经常感到身体四肢沉重、容易困倦、腹部肥满、痰多、胸闷等。

　　对于如何除痰湿，我介绍得最多的就是温胆汤。**温胆汤为祛痰剂，具有理气化痰，和胃利胆的功效。**主治胆郁痰扰证。症见胆怯易惊、目眩心悸、心烦不眠、夜多异梦，或呕恶呃逆、眩晕、癫痫、苔白腻、脉弦滑。

　　组方：茯苓 30 克、陈皮 6 克、法半夏 6 克、竹茹 6 克、枳实 6 克、炙甘草 6 克（剂量来自罗大伦《图解舌诊：伸伸舌头百病消》，请在医生指导下用药）。

　　这个剂量我比较推荐，除痰湿的效果很好。

　　从读者给我发来的医案可以知道，温胆汤治疗的疾病和症状远不止以上这些。小到咳嗽，大到癫痫，只要是痰湿引起的疾病，温胆汤都可以治疗，所以才常被大家称为"神方"。

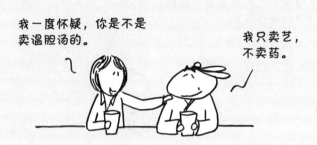

温胆汤除痰湿的效果自不必说,但是有个问题,就是药不能停。经常用的朋友就会发现,在用药期间,自己的状态很好,厚腻的舌苔也很快就下去了。有些常年有痰的人,痰明显少了。可是只要一停药,没多久,之前的症状就又全部回来了,好像不能断根儿。

这是为啥呢? **因为温胆汤治的就不是根儿啊。**

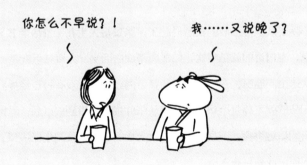

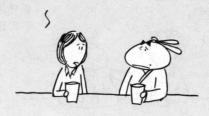

  这个就要从痰湿形成的根源说起了。**张景岳先生在《景岳全书》里有一篇文章，专门讲的就是痰饮。**如果翻译成白话文，大概意思就是：

  痰饮这个问题呀，在经典名著《黄帝内经》中都没有被正经提到过，可想而知痰饮就不算是个病。可是自从张仲景先生讲到痰以后，后世的医家就张口闭口地讲痰，不是说什么痰火上扰啊，就是痰湿生怪病啊，还有很多人把痰说成是百病之母。

  那既然痰饮是这么可怕的病，为何《黄帝内经》里压根儿没说呢？不是黄帝疏忽了，而是**痰之所以会成为病，一定有它形成的原因——比如因风，或者因火。既然是因风或者是因火才生的痰，所以不必管它，只需要清风或者清火，那么痰就自然被清除了。**

还有很多医家说，痰因虚实而生。那既然都知道病因了，我们就去治虚实，等把虚实治好了，痰不也就没有了吗？

这样顺着病因治，才能把痰治好，把病治好。如果我们反着来，只是一味地除痰，那即使把痰除干净了，体内的风、火都还在，虚实也没有自己就好的，后面还会再生痰。

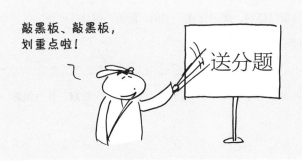

"故《内经》之不言痰者，正以痰非病之本，而痰惟病之标耳。"

张景岳先生说，我跟你们说句实在话吧，痰不是病的本源，只是病的结果。如果我们只是除痰，就是治标而不治本啊。

那治痰之本在哪里呢？张景岳先生又说："五脏生病了，都会生痰，但是论到根本，**无非就是脾或者肾。**"

脾主水湿代谢，如果脾的代谢功能变差，湿气不除，停留在身体里日久积痰。而肾为水，肾水泛滥也会成为痰饮。所以说，**痰不化主要的问题在于脾，而痰形成的根本，则在于肾**。因此，只要是痰证，必与此二脏有关系。

如果一个人脾胃本身不虚，只是偶尔因为饮食过度而产生的痰湿，用二陈汤或者温胆汤除去湿滞，痰自然也就没有了。

但如果这个人本身脾胃虚弱，那就很容易有水湿滞留，所以想要治本，必先强健脾胃。脾胃强健了，有的时候不用除痰，痰湿也会自己化掉。

脾胃虚弱的人，多半食欲不振、精神倦怠，或者胃脘痞闷。对于这种情况，张景岳先生建议的用方为**六君子汤**。

组方：党参9克、白术9克、茯苓9克、炙甘草6克、陈皮3克、半夏4.5克（方剂来自《医学正传》，剂量仅供参考，请在医生指导下用药）。

功效为**益气健脾，燥湿化痰**。主治：脾胃气虚兼痰湿证。症见食少便溏、胸脘痞闷、呕逆等。

如果不但脾虚，还有胃寒的症状，比如吃了冷东西就胃痛，容易恶心、呕吐等，就可以用**理中丸**（中成药）。功效为**温中祛寒，补气健脾**。

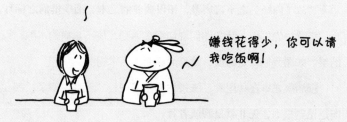

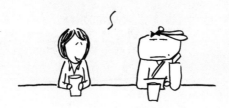

肾虚也会生痰，张景岳先生推荐的药为**六味地黄丸**或者是**左归丸**。要是出现阳虚怕冷的症状，那就用**金匮肾气丸**或者桂附地黄丸。这些药都有中成药卖，非常方便。

如果你现在舌苔已经很厚腻，可以一边用温胆汤泡脚，一边服用补益脾肾的中成药，然后等厚腻的舌苔消失后，再接着吃一阵子补药，来强健脾胃，补益肾气，防止新的痰饮产生。

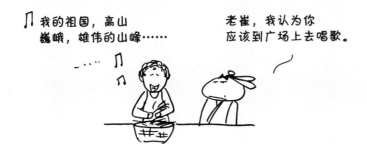

为什么啊？你是不是觉得我现在已经唱得很好了？

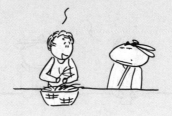

我是觉得你去了，跳广场舞的大妈们就能体会噪声的危害了。

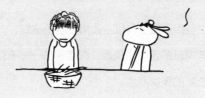

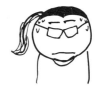

三、出差在外突然尿血，她到底怎么了？

20 天前的一个傍晚……

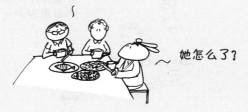

兔子，今天我们单位的小王
要去找你咨询一下。

她怎么了？

她上个月出差，突然尿血了。

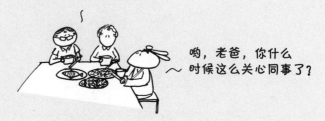

哟，老爸，你什么时候这么关心同事了？

我是觉得她每次生病太浪费时间，公司一堆事儿等着她做呢……

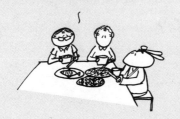

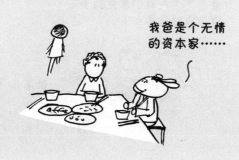

我爸是个无情的资本家……

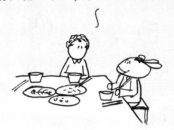

哎哟，别抬举你爸了，一个单位
拢共就三个人，少一个都得倒闭。

这个小王，是个 30 岁出头的胖妹妹，很能干，日常工作就是出差联系业务。所以她真的不是一般的辛苦，虽然有点儿胖，但是基本属于虚胖型，前一阵子到健身房锻炼，光出汗，就是不瘦。

一个月前她去西安出差的时候，在机场突然尿血，吓得这位小胖姑娘立刻弃机赶往医院，当时的症状为尿痛、尿频、尿血。来到医院后刚跟医生讲完"尿血"两个字，医生就甩过来一堆检查单。

先去检查，
再过来。

医生，我没什么危险吧？
我还年轻……

疾病可不分年龄。

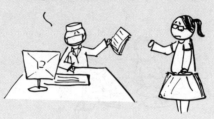

医生难道不应该先安慰一下病人吗?

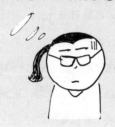

一通检查下来,无任何异常。医生有点儿懵圈儿,小王同学急哭了……

我的病,
连仪器都检查不出来了……

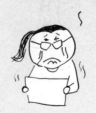

医生想来想去，只能当作肾结石来治疗。小王问："可是我并没有检查出有石头啊？"医生说："可能已经被你尿出去了。"小王又问："结石就结石，为什么会尿血呢？"医生又说："可能你的石头比较锋利，在尿出时把尿道划破了……"

总之，后来的治疗就是挂一周抗生素消炎。挂了水之后，确实所有的症状都消失了，对于治疗结果，医生满意，小王也满意，收工。

然而，来找我的上一周，小王同学不幸再次出现相同的症状，这次恰好在南京，于是她立刻跑去南京最好的医院就诊，依然是一整套检查，检查后发现各项结果还是正常。

没办法，医生还是只能按照肾结石进行治疗。

于是小王问医生："可是我并没有检查出有石头啊？"医生说："可能已经被你尿出去了。"小王又问："结石就结石，为什么会尿血呢？"医生又说："可能你的石头比较锋利，在尿出时把尿道划破了……"

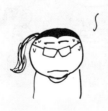

老规矩，上抗生素。这一次没挂水，只是口服各类抗生素3天，然后

症状消失。

虽然症状都消失了，但这么下去也不是办法啊。小王很发愁，我老爸也很发愁——这么个能干的人，要是病倒了，以后公司怎么上市？

于是小王来找我，跟我说："兔子姐，得想想办法，我的病很棘手。每次检查结果都正常，但是结石说来就来，说走就走。最重要的是，我的石头都很尖，每次尿走的时候，都能把我划破……"

我稳定了一下小王同学的情绪，宣讲了一下中医治病只看症状不听病名的政策，然后开始耐心地十问。问完发现，这个检查结果一切正常的姑娘症状如下：最近2周睡眠极差，无法入睡，梦多；突然站起身有眼前发黑的现象；月经周期为40天，量少，偶有腹痛；往年每到6、7、8三个月必会闭经，同时发作阴道炎症；近期有运动减肥，运动时间为一周2～3次，每次一个半小时，大汗，虚累。

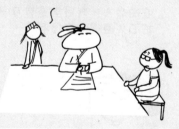

去年她曾经因为头痛和脸上长痘痘来找过我，当时我辨证她为瘀血和痰湿，所以建议她服用血府逐瘀汤，并同时用温胆汤泡脚，后治疗效果很

好，头痛和痘痘没有再犯，所以她认定这两个药是神药。

于是她问我，这次要不要还用这两种药，神药是不是什么病都能治？

我看了一下她的舌头，舌体胖大，舌苔厚腻，痰湿气虚仍然明显。但是瘀血虽然还有但比之前好了很多。然后脉是轻按无，中按弱细，深按又无。

于是我跟她说，你这一次引起尿血的原因，是因为劳累和思虑过重导致的脾虚。脾统血，脾气健运，才能血不妄行。脾虚后，脾统血的功能减弱，就会出现尿血、便血或者血崩。

另外，尿频和尿痛是膀胱有热导致的，所以用苦寒的抗生素确实有效，但之所以尿血会消失，是因为你挂水期间一直在休养，规律饮食，这些都会缓解脾虚的症状。

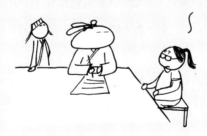

啊？你的意思是，并没有石头？

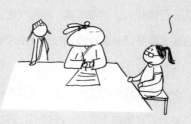

我就奇怪，我怎么这么厉害，
有一个尿一个，一点儿都不剩。

另外，小王姑娘血虚的症状也很明显，血虚后夜里睡觉会有燥热感，而且血不养心后，就会造成心神不安、梦多。另外，突然起身后眼前发黑，也是血虚的典型特征。例假量少，也和血虚有关。

所以这一次，之前的神药肯定不适用了。我给小王同学的建议是：服用**归脾丸**（中成药）补脾血，按说明书上的 1.5 倍用量，先用两周。另外，熬服**六君子汤**（除痰湿健脾胃），其中茯苓用量为 15 克，加强利小便、安神的作用，另加黄柏 9 克，清下焦的热。建议日常用玉灵膏作为食疗。其他药都暂时不用。

归脾丸：党参、白术（炒）、黄芪（炙）、茯苓、远志（制）、酸枣仁（炒）、龙眼肉、当归、木香、大枣（去核）、甘草（炙）。

党参、黄芪、白术益气补脾以统血摄血；龙眼肉、酸枣仁、茯苓养血补心以安神定志；木香行气助运，以防补药腻滞碍胃。**是个气血双补之剂。**

它的功效是：**益气健脾，养血安神。**

主治：心脾两虚，气短心悸，失眠多梦，头昏头晕，肢倦乏力，食欲不振。

玉灵膏为中医食疗古方，源自清中医名家王孟英的《随息居饮食谱》，是补血补气的臻品。组方只有西洋参、龙眼肉两味食材。功效为补血，益气，安神，改善睡眠，益脾胃。适宜人群为血虚气虚、面色差、易疲劳、心悸、失眠多梦的人。

具体做法：龙眼肉（干）+西洋参（磨成粉比较好吸收），10∶1的比例，搅拌均匀后，隔水蒸 40 个小时。

然后小王姑娘就高高兴兴地走了。

前两天，我收到了小王姑娘给我回复的信息：

兔子姐，晚上好，此刻我在重庆无比激动地给你发消息。那天回去后我就去同仁堂抓了药回来吃上了，当晚就睡得很好，两天后开始吃玉灵膏。第一周，我的睡眠质量明显提升，天天睡得香。但是脸颊两侧出了很多小痘痘，白色的，很像湿疹，摸上去毛毛的，我觉得应该是身体的排湿反应，所以没跟你说。

第二周小痘痘开始消退，现在基本已经没有了。其他都一切正常。但是刚才在来重庆的飞机上，我突然感觉不对，到了以后一看，果然大姨妈来啦，哈哈哈哈。我这个夏天从来没有来过大姨妈的人，每年夏天都犯阴道炎症的人，居然今年夏天来大姨妈了，哈哈哈哈……哦耶！

看到这条信息，我当然也很开心，嘱咐她继续服用归脾丸和六君子汤两个疗程善后，就可以停药了。后面注意多休息，饮食也要规律。

我是没有治疗她的大姨妈，为什么她的例假就正常了呢？因为**姨妈不来和睡不好觉、眼前发黑、尿血一样，都是身体出现问题后表现出的症状。**

中医治病是治根本，**她的主要问题是痰湿、脾虚和血虚。究其根本，都是脾虚引起的。**所以除湿健脾、补益脾血就好了，至于尿血也好，大姨妈也好，都不用管它，脏腑功能调节好了，身体就会自愈。

所以只有治疗根本，病情才不会反复发作。

朋友，如果你以后因为工作很劳累而出现尿血，别担心，用归脾丸吧。不是你的肾出问题了，更不是你的结石很锋利，划破了你……

爸，我把小王治好了，
你的公司是不是可以上市了？

菜太咸，不吃了。

老崔发出杠铃般的笑声……

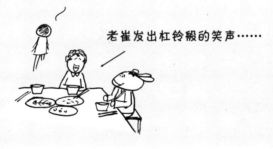

CHAPTER.05

肝

学会中医里的肝功能，你就能解决一半以上的病了。因为平时我们见到的关于肝的病，实在太多。可是想到要讲肝的功能，我就颓了。太难讲了，又想讲得有趣，又想讲得深入，真的好难。如果用上一堆专业名词，肯定你们连漫画都不想看，直接把书扔了……

可是，我是那种知难而退的人吗？越是这种时刻，越是可以考验我对知识的掌握和理解。一个人要很有学问，只要看书多就好了。但是能把看到的知识转化成通俗的语言表达出来，那就需要很高的语言组织能力和缜密的逻辑思维。

所以，肝功能这个问题过，解散。

好吧，要想讲肝，肝的生理机能和特性是必须讲的，逃得了初一也躲不了端午。所以咱们一起克服一下畏难心理，咬着牙也把这段学完吧，老有用了。

这样逃避下去
也不是办法啊?

那怎么办呢?

勇敢面对吧!
做自己,做回那个坚强的自己!

反正我们早就听不懂了,
也不在乎多这么一次!

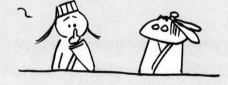

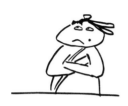

一、了解这些知识，你就不会再肝着急

肝位于腹腔横膈之下，在右胁之内。它的**主要生理机能有两个，一个是主疏泄，另一个是主藏血**。藏血相对来说比较容易理解，可是疏泄包含的内容就很多了，所以我们先讲一下疏泄。

（一）肝主疏泄

肝主疏泄主要表现在五个方面：

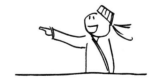

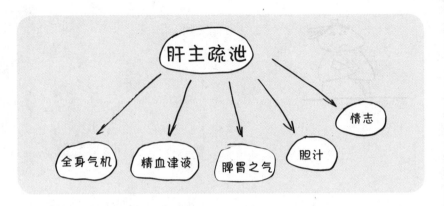

　　也就是说，**肝可以调节全身的气机，输布精气、血液和津液，调节脾胃之气的升降，分泌和疏泄胆汁，调节人的情志。**

　　如果肝的疏泄作用失常，就会出现如下三种情况：

肝失疏泄
1. 肝气郁结，疏泄失职

2. 肝气亢逆，疏泄太过

3. 肝气虚弱，疏泄不及

　　下面分别来说说。

1. 肝气郁结导致疏泄失职

为什么会这样呢? 情绪啊,同志们,情绪! 情志对肝儿的伤害是最厉害的了。**情志抑郁、脾气暴躁对肝儿的伤害特别大**,甚至可以让肝儿的疏泄功能不再正常发挥作用。然后,会出现什么症状呢?

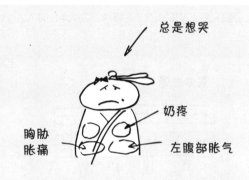

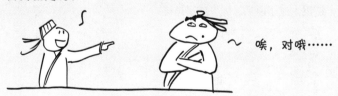

乳腺增生本质为肝气郁结,疏泄失职的结果。我们可以看到很多已婚妇女都有乳腺增生的问题,为什么呢? **答案就是: 爱生气啊**。所以治疗乳腺增生可以从疏肝理气入手，但以我个人经验，其实按摩对治疗乳腺增生的效果更好。

2. 肝气亢逆导致疏泄太过

这个太过是怎么引起的呢？多是因为经常生气，气郁化热，然后热灼津液导致肝阴不足，肝阳亢盛，升发太过。这就像水利大坝，本来应该是这样的：

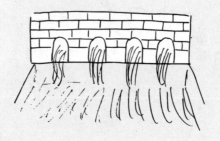

结果太过了以后，就变成了这样：

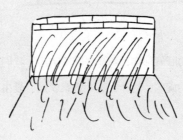

在身体上表现出的症状是什么呢？**急躁易怒、失眠头痛、面红目赤、胸胁乳房走窜胀痛、吐血、咯血**，甚至突然昏倒。

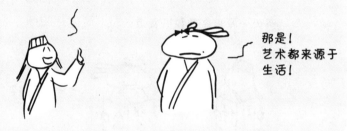

哦，怪不得电视上那些老爷，一生气就吐血了。

那是！艺术都来源于生活！

3. 肝气不足导致疏泄不及

肝气虚弱，疏泄不及，升发无力。这就好像大坝变这样了：

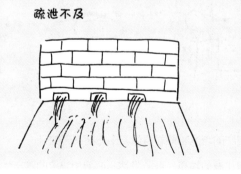

疏泄不及

这时候会出现什么症状呢？**忧郁胆小、头晕目眩、浑身无力、经常叹**

息（有些人没事儿就喜欢深深地叹气）。《素问·藏气法时论》："虚则目䀮䀮无所见，耳无所闻。"意思就是肝气虚了以后，眼睛也看不见了，耳朵也听不清了。

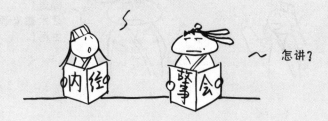

哦……原来是我爸肝气虚……

怎讲？

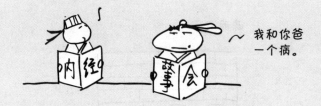

我妈每次喊我爸干活，他就看不见，听不到了。

我和你爸一个病。

再说回肝的疏泄功能对身体五个方面的影响：

血液和津液的输布：肝气畅达，血液和津液的输布代谢才能正常。如果肝气郁结，疏泄失职，则会出现血行不畅，气滞血瘀，症见月经推后、痛经、闭经、症瘕等。若肝气亢逆，疏泄太过，可致吐血、咯血、月经提前、崩漏等。若肝气虚弱，疏泄不及，则会出现气虚乏力、善太息、月经延期等。

调畅脾胃之气的升降：肝气疏泄调畅，可以促进脾胃之气的升降运动。如果肝气疏泄失常，则可能影响脾气升清，症见清气下陷、腹胀腹泻，或影响胃气降浊，导致胃气上逆，症见纳呆、脘胀、嗳气、呕吐、便秘等。前者就是我们通常说的"肝脾不和""肝气犯脾"，后者则是"肝胃不和""肝气犯胃"。事实上，我们常见的很多胃病，都是由于肝气疏泄问题导致的，所以一定要先疏肝解郁，再治疗脾胃问题。

调畅情志：肝气调达，对情志活动也有积极的作用，此时气机调畅、气血平和，人就会心情开朗、心境平和。但如果肝气郁结或者肝气亢逆，要么情志抑郁，闷闷不乐；要么性情急躁，情绪亢奋，粗暴易怒。为什么说了解了肝的功能就能治好一半以上的疾病？就是因为现在的病，有一大半都是情绪病，都是肝气疏泄失常引起的。因此调节好情绪，疏肝理气，很多郁证便会应手而愈。

调畅胆汁的分泌与排泄：胆汁也称为"精汁"，是由肝之精气汇聚而成。胆汁由肝分泌后贮藏在胆囊中，再由肝气的疏泄功能，排泄到小肠里参与食物的消化。如果肝气疏泄功能正常，则胆汁的分泌与排泄都正常，胆汁就不会在胆囊中滞留。否则，就会出现胆汁分泌和排泄障碍，导致厌食、腹胀，甚至出现胆汁郁积在胆囊中，形成结石。若肝火太旺，疏泄太过，则会出现胆汁上溢、口苦、泛苦水等现象。

调节排精、排卵：不管是男子的排精，还是女子的排卵及月经，都和肝气疏泄有关，是肝肾二脏相互协调的结果。肝气调达，疏泄正常，排精和排卵才能通畅有度。否则，就会出现排精不畅和精瘀。疏泄太过则见梦遗等。

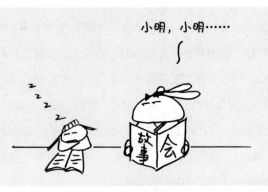

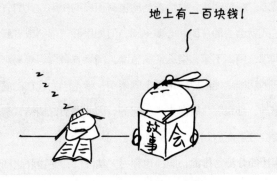

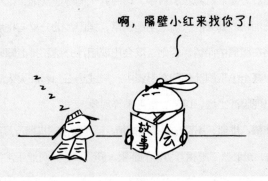

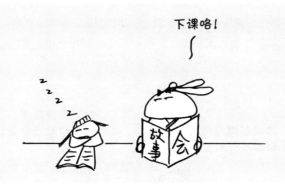

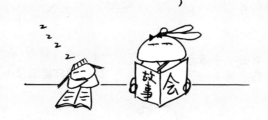

（二）肝藏血

肝藏血，指肝具有贮藏血液、调节血量和防止出血的机能。

1. 贮藏血液

肝内贮藏的血液不但可以濡养肝脏本身，还可以濡养形体、官窍，所以《素问》有云："肝受血而能视，足受血而能步，掌受血而能握，指受血而能摄。"意思就是，肝血充足，我们的筋脉才能伸缩自如，眼睛才能视物清晰，手脚肌肉才能有力量，指甲（趾甲）才能质坚有光泽。如果肝血虚，则会出现肢体麻木、筋脉拘挛、手脚抖动、指甲（趾甲）枯脆、视物模糊等症状。

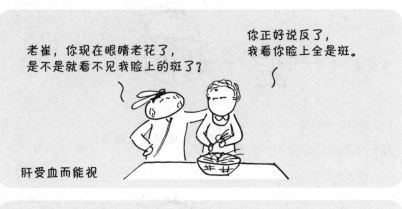

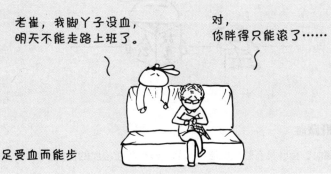

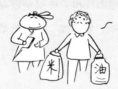

哎哟，我这手啊。
除了钱什么都抓不住了呢！

不，你还能抓瞎……

掌受血而能握

另外，**肝血还是经血的生成之源**。肝血充足、肝气畅达，才能使血流注于冲脉，冲脉充盈月经才能按时来潮，且量多、血液鲜红。如果肝血不足，经血则量少色暗，甚至有可能闭经，从此姨妈成路人。

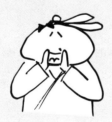

告诉你们一个秘密，

大姨妈同志姓"肝"！

所以其实大姨妈不应该叫大姨妈，应该叫肝妈……

肝血好不好，和肝气是否充足畅达也密切相关。肝内贮藏的血液足够多，才能化生和濡养肝气，维护肝气的畅达并帮助它发挥正常的疏泄功能。如果肝血亏虚，肝气也必然衰弱，身体就会出现疏泄不及的病证。

肝血还有化生和濡养魂的作用，魂收则神志正常，睡眠安稳。"肝藏血，血舍魂。""肝藏魂，肺藏魄"。魂就是指血，魄就是指气，因为肺司气。

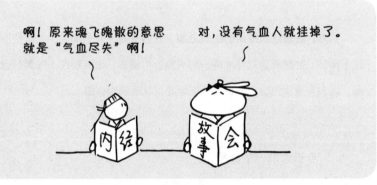

所以中国很多词语都有很深的含义，只是我们都不了解它们罢了……

2. 调节血量

《素问·五藏生成篇》："人卧则血归于肝。"唐代王冰注解说："**肝藏血，心行之，人动则血运于诸经，人静则血归于肝脏。何者？肝主血海故也。**"是啥意思呢？就是人不动的时候，肝就把血都藏得好好的，自己收着。等到人要运动的时候，肝就把血放出去给经络，保证四肢供血充足。

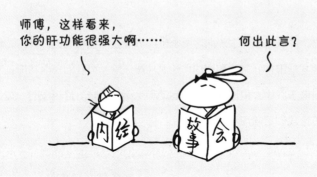

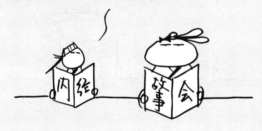

3. 防止出血

《杂病源流犀烛·肝病源流》："肝，其职主藏血而摄血。"肝血充足则肝气畅达，而肝气又有收摄血液的作用，可以让血在脉中正常运行。另外肝主凝血，肝气中的阴气主凉润、收敛，因此如果肝阴充足，就可以发挥凝血的作用而防止出血。

肝藏血机能失职引起的出血，称为"肝不藏血"。肝不藏血就会出现吐血、衄血、咯血、月经提前、崩漏等出血症状。

总之，肝藏血和肝主疏泄这两个生理机能是相辅相成的，肝内贮藏充足的血液才能维持肝气冲和调达，疏泄功能正常。而肝的疏泄功能正常，才能使血藏于肝中，保证我们正常运动和生活的需求。月经按时、按量来报到，不给我们添麻烦。

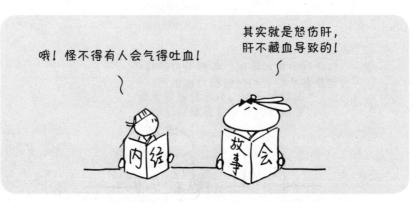

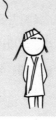

要不怎么就说宋仲基是"小心肝"呢！

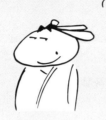

（三）肝与形体官窍和自然的关系

如果肺是娇脏的话，那肝就是刚脏了。听名字就知道肝有刚强、急躁的个性。肝的五行为木，所以它最喜欢的就是舒畅调达，肝气升发自然，最怕的就是抑郁，或者升动太过。因此平常我们见到的肝病，多半都是肝气郁结，或者肝火太旺。这样的人很容易出现头晕目眩、面红眼赤、烦躁易怒、筋脉拘挛，甚至抽搐。

肝气包含肝阴和肝阳两个方面，肝气升发有度需要肝阴和肝阳的协调。肝阴主凉润、柔和，肝阳主温暖、升动。肝阴不足，就会出现肝阳偏盛，肝火上炎，肝气亢逆；肝阳不足，就会出现肝阴偏盛，升发不足，肝脉寒滞等症。

1. 在体合筋，其华在爪

筋是啥？就是连接我们关节和肌肉的像牛皮筋一样的东西。瑜伽老师总是喜欢跟我们说，筋长一寸，命长十年。其实意思就是筋好身体才好。

为什么呢？因为**筋靠的就是气、血、津液的濡养，肝藏血，肝血充足，筋才能得到充分的滋养**，人运动起来四肢才能更强劲。这就是肝在体合筋的表现。

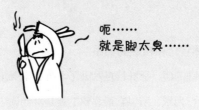

骨正筋柔是最好的身体状态。

呃……
就是脚太臭……

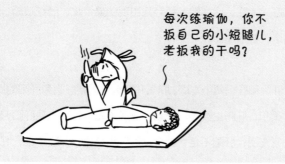

每次练瑜伽，你不扳自己的小短腿儿，老扳我的干吗？

所以老年人总是说人老先老腿，就是因为人老了以后肝血不再充盈，筋会因为失养而屈伸不利，老人走路或者上下楼梯的时候，就会感到关节疼痛无力。这其实就是肝血不足的表现，和补不补钙没多大关系。

肝，**其华在爪**。这里的爪就是指甲和趾甲。甲其实就是筋的延续，故有"爪为筋之余"的说法。指甲和趾甲也都是依靠肝血和肝气的濡养，**肝血和肝气的盛衰都可以从爪甲的色泽和形态上表现出来，所以说肝之华在甲**。

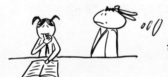

二毛从小到大我就没给她剪过指甲，
全都是自己吃掉的。

这孩子是该有多缺木啊！
（肝属木，爪甲亦属木）

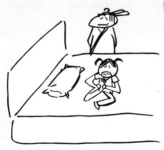

脚趾甲也是，一直吃
到啃不到脚丫为止。

是不是有老坛酸菜牛肉面的味儿？

啊？妈咪。
你也吃过我
的脚趾甲？

啊，是发现趾甲少了吗？

肝血充足则爪甲坚韧、有光泽；肝血不足则爪甲萎软、颜色枯槁，甚至变形。 这个就可以用来解释灰指甲。很早之前我写了一篇帖子，就是关于治疗灰指甲的。我认为既然爪甲是肝血和肝气的外在表现，所以灰指甲一定是肝血不足，无法濡养爪甲的结果。

但是在西医里，灰指甲是由真菌引起的，据说通过显微镜还真的观察到过细菌的存在。那么问题来了，为何灰指甲经常只有个别指（趾）甲有，而且也经常只出现在一只脚或一只手上，要是真菌传染，为什么不全部都有呢?

所以按照中医的思路，灰指甲的治疗就应该从补养气血入手，只有气血充盈了，新长出的趾甲或者指甲才能是好的，灰指甲会慢慢地被代谢掉。

所以，有时候我们面对一些病症，**要从基础知识出发，思考它形成的本质原因，不要被西医的描述或者诊断拘泥了**。学好中医基础理论最好的帮助，就是可以让你找到根本病因，并给你解释"为什么"。

2. 在窍为目

目为视觉器官，**它的生理机能主要依赖于肝血的濡养和肝气的疏泄，**所以说肝开窍于目。《素问·五藏生成篇》："肝受血而能视。"《灵枢·脉度》："肝气同于目，肝和则目能辨五色矣。"

肝血充足，肝气调和，那么眼睛就贼亮贼亮的。若肝血、肝气不足，则会出现目眩、视力模糊、目眶疼痛等症。要是肝经有热，常见眼睛红肿、痛、痒；要是肝风内动，就会出现血视或者瞳孔上吊；情志不畅、长期肝气郁结的人，火动痰生，蒙蔽清窍，眼睛就会出现视物不清，好像总是蒙着一层纱布。

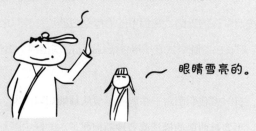

北京市朝阳区人民群众的肝儿肯定都特好。

眼睛雪亮的。

因此在中医里，治疗眼部疾病一般都是以治肝调肝为主。比如说夜盲症，白天视力正常，一到夜幕降临就会看不见东西，或者视线模糊、视野变窄，引起的原因一般有两种：肝血虚，或者肝肾阴虚。判断到底是哪种，还要参见身体其他部位的症状。夜盲症在中医里不仅可以治，而且还可以根治。

3. 在志为怒

意思是指，怒这个情绪是由肝之精气对外界环境刺激的应答而出现的正常情感反应。每个人都会有生气的时候，再好的老好人都会生气。只是有些人生气表现得很激烈，有些人喜欢把坏情绪闷在心里。不管是哪种生气，只要是在适度的范围内，都算是正常的情感反应，不但不会影响身体机能，反而会利于肝气的疏导和调畅。

所以现在越来越多的心理学家呼吁大家适度宣泄，不要为了面子或者所谓的修养，而把这些负面的情绪压抑在身体里。过度的压抑只会导致肝气郁结，最后抑郁成疾——这就是为什么"老好人"很容易得肿瘤的原因。

大怒和郁怒都会伤肝，前者容易造成肝气升发太过，疏泄过度；后者容易导致肝失疏泄、肝气郁结。那些经常动不动就发脾气的人，多半都有肝火太旺、肝阳上亢的症状，比如头痛、眼睛痛、胁肋疼痛、耳鸣耳聋、急躁易怒、咽干口燥等。而爱生闷气，或者生气后憋在心里装作没事儿的人，则多半有肝气郁结的症状，比如失眠多梦、头晕目眩、乳腺增生、甲状腺结节、胸闷、胁肋气滞、胃脘不舒、月经不调等。

那怎么生气才算适度呢？

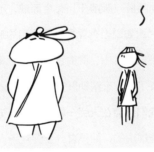

从我平时的表现来看，
你认为我能回答你这个问题吗？

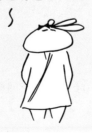

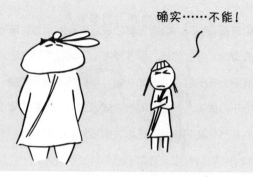

确实……不能！

4. 在液为泪

泪水是由肝精、肝血经肝气疏泄于目化生而成，不但可以表达情绪，还可以保护我们的眼睛。比如说当有异物进入我们的眼睛时，身体就会分泌出大量的眼泪，帮助把异物排出，同时清洁眼球。另外，当我们生气的时候，我们就会"被气哭了"，来帮助肝气的疏泄和调畅。

因此，很多时候，我们都会在大哭一场之后，感觉心里畅快多了。没有什么事是一场痛哭不能解决的，如果有，就哭两场。

但是因为泪水是肝血生化而成，如果肝血不足，就会出现两目干涩；肝脏机能失调也会导致泪液分泌异常；肝经湿热或者风热，则会出现迎风流泪或者眼眵增多等症状。

5. 与春天相通应

春天是个要好好升发的季节，《黄帝内经·四季调神大论》："夜卧早起，广步于庭，生而勿杀，予而勿夺，赏而勿罚。"意思就是春天到了，天气开始变暖，阳气升发，万物复苏，天地之间的一切都有了生机勃勃的新气象。这时候的人已经不用再蜷缩在室内，把自己深深地藏起来了。可以晚一点儿睡，早一点儿起来，在院子里、公园里散散步，看看老人们练剑跳舞耍陀螺。因为这个季节的阳气是往上走的，所以多运动有助于阳气的升发，切勿杀生，切勿掠夺，要多给予，多付出，多一些奖赏，少一些惩罚。

肝的五行为木，与春季相应。因此在春天的时候，我们要保持舒畅的心情，多在户外溜达，不要生气、不要发火，以免肝气升发太过，肝阳亢逆。

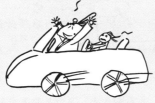

交警叔叔，别再开罚单啦！
违反自然规律啊！

拜托不要双手脱把啊！

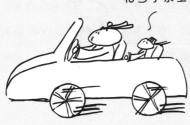

老师，也别布置那么多作业了，
相当于杀生啊……

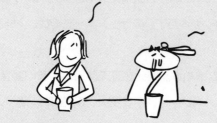

兔子，你怎么感冒了？

因为我家的秤坏了。

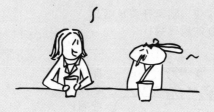

秤坏了和你感冒有什么关系啊？

哎……事情是这个样子的……

昨晚，我突然想起来在睡觉前去称体重。

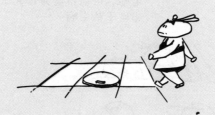

结果发现莫名其妙地重了2斤。

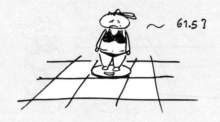

~ 61.5？

本来都已经沮丧地离开了，
但仔细想想，总觉得哪里不对……

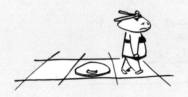

于是，我把秤换了一块地方，
结果……

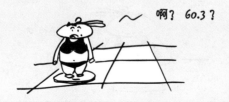

~ 啊？60.3？

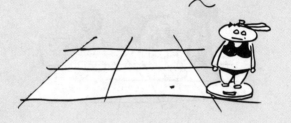

于是，我穿着小裤衩，搬着秤，
在每块瓷砖上称了一遍。

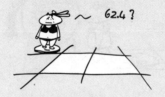

然后拉了个表，取了个平均值。

再然后，我就感冒了。

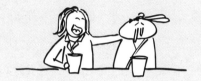

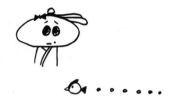

二、肝儿与大姨妈、小弟弟不得不说的故事

前面咱们说了肝的功能主要有两个，**一是主疏泄，二是主藏血**。而这两项都与生殖密切相关，下面我们就好好讨论一下肝儿与月经和射精的关系。

来，复习一下这张图片：

肝失疏泄
1. 肝气郁结，疏泄失职。
2. 肝气亢逆，疏泄太过。
3. 肝气虚弱，疏泄不及。

那么问题来了：

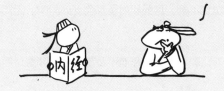

OK，今天最难的一个知识点已经被我们攻下。下面的内容都很简单，你们随意感受一下。

《格致余论·阳有余阴不足论》："主闭藏者肾也，司疏泄者肝也。"意思就是女子的月经和男子的精液，都是肝、肾二脏疏泄和闭藏作用相互协调的结果。如果肝的疏泄功能不畅，月经和射精都会受到影响。因此一直有"肝司生殖"的说法。

下面我们就具体分析一下，疏泄太过和疏泄不及都会出现哪些月经和射精方面的问题。

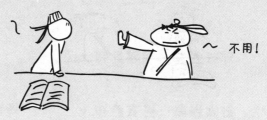

师傅，你今天讲得有点少儿不宜欸，要不要我回避一下？

不用！

中国教育一直对孩子回避性问题，才导致今天那么多人成年后都不知道性方面出现问题了，到底是什么原因？！

有些女孩子甚至从十几岁开始就受到月经不调的困扰，几十年都治不好，也找不到病因，真是非常可悲的事情。男孩子是只要遇到小弟弟问题，就补肾，吃了好多补肾的药，也治不好病。究其根本，都是因为不明白身体运行的原理。

所以，为人父母不但应该自己知道，更应该帮助孩子及早了解这些知识，才能真正地帮助他们解决问题。

普及中医，就应该从娃娃抓起！

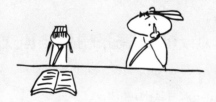

（一）月经问题

黄元御《四圣心源》："**先期者，木气之疏泄，崩漏之机也；后期者，木气之遏郁，闭结之机也**。"意思就是如果肝气**疏泄太过**，就会发生**崩漏、月经量多、时间长、经期提前**等情况。如果肝气**疏泄不及**，就会出现**经期推后、量少、经行不畅，甚至痛经、闭经**等症状。

至于肝气郁结，我们只要想想，心情紧张、忧虑、担心、压抑之后，是不是月经就会出现问题？最常见的是月经不调，有时会三四个月才来一次，有时一来十几天都不结束，滴滴拉拉总是不干净，这些其实都是肝气郁结引起的疏泄太过或者不及的结果。

那黄元御先生是怎么解释的呢？**"其源总由于脾湿而肝陷。"** 他认为，这些疏泄的问题都是脾湿引起的。**脾湿导致了肝气遏郁，不能很好地升发，疏泄功能自然就失常了。不论月经提前还是推后，都是经血凝郁、不得通畅的结果。**

黄先生在《四圣心源》中给出了相应的药方：

治疗月经先期（疏泄太过）：

桂枝姜苓汤： 丹皮9克、甘草6克、茯苓9克、首乌（何首乌）9克、干姜9克、桂枝9克、芍药9克。水煎服，早晚各一次（**剂量仅供参考，请在医生指导下用药**）。

丹皮（牡丹皮）入肝肾经，清热凉血，活血散瘀；茯苓入脾经，除湿健脾；首乌（何首乌）、芍药入肝、肾经，养血滋阴；桂枝、生姜入肝经，清肝血之热，暖肝升陷；炙甘草补中生津。

整个用药思路就是**除湿健脾的同时，清肝经之热，滋阴养血。**

治疗月经推后（疏泄不及）：

姜苓阿胶汤： 丹皮（牡丹皮）9克、甘草6克、桂枝9克、茯苓9克、干姜9克、丹参9克、首乌（何首乌）9克、阿胶9克。把前面的7味药熬好后，去掉渣滓，然后再把阿胶烊化后，兑入药汁和匀服用，早晚各一次（**剂量仅供参考，请在医生指导下用药**）。

这个药方与**桂枝姜苓汤**的区别就在于，用丹参和阿胶替换了芍药。丹参活血化瘀、通经止痛，阿胶滋阴补血，养肝荣木。

这两个方子我都给朋友使用过，效果很好。其实它们不仅仅可以治疗月经提前或者滞后，**对照上面疏泄太过和不及的症状，都可以参考使用（请在医生指导下用药）**。

如果每次月经的颜色都是黑紫色，那是因为**宫寒引起的瘀血**。血的特性是温暖时流动，寒冷时凝结。如果血液在一个地方淤滞久了，就会发生腐烂，结成黑紫色的血块，而不再是鲜红色。究其原因，还是**脾湿导致了肝木遏郁，而生郁热**（《四圣心源》）。

对于瘀血导致的闭经、经量少和痛经，《四圣心源》给出的药方为：

苓桂丹参汤：丹皮9克、甘草6克、干姜9克、茯苓9克、桂枝9克、丹参9克。水煎服，早晚各一次（**剂量仅供参考，请在医生指导下用药**）。

这个方子比治疗月经推后少了阿胶和首乌两味药，意思是瘀血不除的时候不能再补血，否则可能会更加不通畅。

（二）射精问题

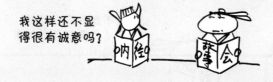

《中医藏象学》："男子射精的功能亦与肝之疏泄密切相关，临床许多功能性不射精的患者，主要由于肝之疏泄失司。"这是为什么呢？一是男子的阴器为"宗筋"，肝主筋，肝气通畅，宗筋才能正常发挥作用。

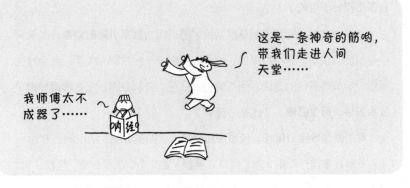

这是一条神奇的筋哟，带我们走进人间天堂……

我师傅太不成器了……

二是因为**肝经的循行路线是经过前阴，环绕阴器的**，所以如果肝血充足，肝气通达，阴器得以濡养，就可以勃起正常。要是**肝经淤塞，肝气郁结，则气血就不能达到阴器，会导致阳痿不举。**

但如果疏泄太过，阴茎就会**怒、大、坚、热**，时间一长，必然会导致肾精耗用过多，引发肝、肾两虚。

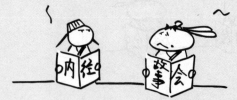

怒、大、坚、热……

这不是我想出来的，是《中医藏象学》里说的……

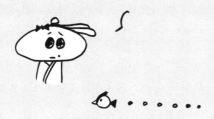

我只知道愤怒的小鸟……

酒伤肝，这是尽人皆知的道理。所以男人少喝点儿酒，对自身健康有很大的意义。在中医里，治疗阳痿的药，基本上都是调理肝经的，即使里面有补肾的药，也是因为肾属水，用来生肝木的。

普及中医的意义就在于，我们可以更加了解自己的身体，然后做好自己的保健医生。

二毛，你已经有三天没大便了。

这有什么好大惊小怪的，不过是我便便用完了而已……

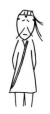

三、肝炎到底是什么引起的?

讲到肝，不讲讲肝炎，就好像说感冒不讲流鼻涕一样，有种喝酒没喝到位的感觉。

身边一直有朋友执着地问，**肝炎里的大小三阳是什么?**

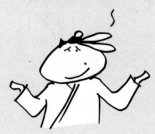

说到这里我竟然有些尴尬呢!

因为我也不知道。

肝炎那是现代医学的名词，在中医里，就只有"黄疸"一说。"黄疸"是肝病之首，早在《黄帝内经》中就有此病的论述——**《灵枢·论疾诊尺篇》："身痛面色微黄，齿垢黄，爪甲上黄，黄疸也。"**

黄元御在《四圣心源》中对黄疸的解释最简单，用白话文翻译一下，就是：**黄疸这个病啊，它就是身体有湿……说完了，收工！**

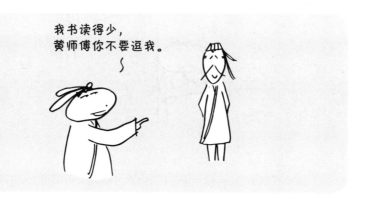

黄师傅也很烦躁。都说八百遍了十人九湿，百分之九十的病都是因为湿引起的，湿就是万恶之本，是生病的根源！

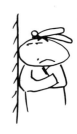

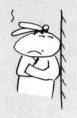
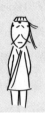

黄师傅，你哪个学校毕业的？
听说你也会自学中医？英语四级过了吗？

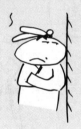
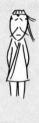

在核心期刊上发表过文章吗？
获得过国家级奖项吗？有专家推荐吗？

　　从小在家读书，连懒兔子这样的民间中医培训班都没上过的黄师傅说，虽然我的理论没有得到过有关部门的认可，但是我就是凭着"有湿气"三个字纵横江湖几十年，救人无数，终成一代名医，咋的？我的原理很简单——湿气伤的是什么？是脾胃！**脾胃一伤，一切疾病皆有可能。**

　　黄疸的病机要点就是湿邪阻郁。《金匮要略》："黄家所起，从湿得之。"身体有湿后，或因为外感，或因为脾胃虚寒，或因为运化失调，脾胃气机紊乱，**而造成了肝的疏泄功能失职，无法正常代谢胆汁，胆汁外溢，**

从而全身发黄。

主要分为以下四个方面：

1. 感受外邪。感受风邪，密闭了毛孔，再加上湿气内阻郁热，造成肝的疏泄失职，胆汁浸淫。或者是直接感染了病毒（疫毒），伤到了肝血，发生急黄。**这就是我们现在说的病毒性肝炎，传染非常厉害。**

所以说，不是所有的肝炎都是传染的。只有病毒性肝炎才有很强的传染性，古代称之为"疫黄"。

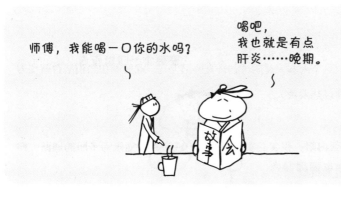

2. 饮食损伤。吃东西非常随意，好吃的就多吃，不好吃的就不吃，饥一顿饱一顿。或者应酬太多，酗酒过度，这些都是特别损伤脾胃的行为。脾胃一伤，身体水湿代谢更差，导致内湿严重，蕴积生热。**湿热蒸腾，而生黄疸。**

3. 中焦损伤。这个是指如果一个人本来就阳虚，或者因为生病而伤害了正气，就会导致脾气虚弱，运化水湿不利。肾阳不足，肾水寒凉，加上湿气，就变成了寒湿。**寒湿阻滞了胆的去路，造成胆汁外泄，而身体发黄。**

寒 + 湿 = 寒湿

一点新意都没有的算式……

但如果这个人本来是阴虚，一直肝阳上亢，**此时湿和热相结合就变为湿热，身体郁热发黄。**

4. 积聚内阻。积聚其实就是瘀血，或者是肿瘤阻滞了胆的通路，胆汁外溢而发为黄疸。

黄元御先生对黄疸的病机解释得很清楚——**这个病源于脾湿，但病在肝。究其根本就是因为正气虚弱，脾湿严重。如果阳气郁住了，就会变成湿热；如果阴气郁住了，就会变成寒湿。**

黄师傅又说，这种湿热或者湿寒，如果是在经络里，我们就把皮毛打开，让它散出去；如果停留在膀胱附近，我们就让它从膀胱以尿的形式泻出去；如果在胸膈附近，我们就以呕吐的方式把它吐出去；如果在肠胃，我们就用药把它拉出去。**根据温、凉、寒、热四种情况辨证用药，四条路总有一条适合它，把它清理出去也就是随手的事儿吧。**

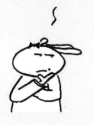

听起来好像很厉害的样子……

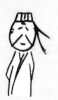

现在中医一般把黄疸分为两种：阳黄和阴黄，分别指湿热、湿寒。

阳黄的特征为： "一身面目黄色鲜明，呈橘子皮色，身热口渴，心中烦热或懊恼，发热口苦，胸闷纳呆，脘腹胀满，大便秘结，小溲赤黄短少，舌苔多黄腻，舌红且干。"

阳黄发病急，病程短。

阴黄的特征为： "面目黄色晦暗如烟熏，精神萎靡，乏力气短困倦，四肢不温，畏寒少食，大便溏薄，小溲不利，舌淡苔白，舌体胖有齿痕，脉多沉迟或沉细无力。晚期腹部胀满如鼓，或筋现脐突。"

阴黄发病缓，病程长。

清代医学家尤在泾认为："胃热与脾湿，乃黄疸之源也。"所以说到底，除了病毒性的肝炎以外，其他的肝炎都是脾胃不调造成的而已。中医里没有甲、乙、丙、丁型肝炎，只有湿热和湿寒，最多就是再加上瘀血。所以中医治疗肝炎，先辨证再论治，治愈率很高。

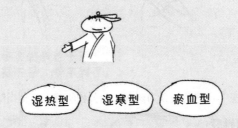

这里介绍一种治疗急性阳黄病的经方，因为急性病发病比较快，来势凶猛，如果来不及就医，可以先对证使用。阴黄病算是慢性肝炎，个人体质不同，辨证不同，还应该到医院就诊为妥。

茵陈蒿汤是《伤寒论》里用来治疗黄疸病中阳黄的专方。
茵陈蒿汤：茵陈蒿 30 克、山栀子 15 克、大黄 10 克。先煮茵陈蒿

30分钟后，再煮山栀子和大黄10分钟（剂量仅供参考，请在医生指导下用药）。

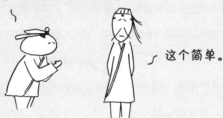

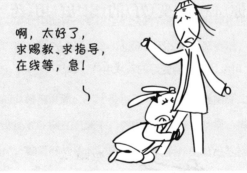

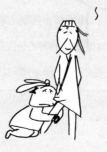

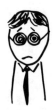

四、疏肝理气，
可以让你心情变好的家庭用药

疏肝理气，可以让你心情变好的家庭用药，就是……

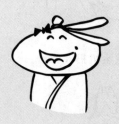

笑笑……

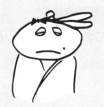

如果实在是笑不出来……

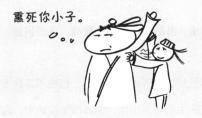

就挠挠。

熏死你小子。

我们一直在讲病机啊，病理啊，用药啊什么的，但其实治疗肝郁最好的药就是笑笑，最好的医生就是自己。也许你们会说，有时候是真的不想发脾气，想好好的，但总是无法克制自己。这个……确实是个问题。

有个古方叫"逍遥散"，专门用来疏肝解郁，人吃了以后心情会变好。究其根本，其实就是因为肝主疏泄中，有一条就是情志的问题。如果一个人肝气不疏，肝气郁结，就很容**易发脾气，急躁，头晕头痛，失眠多梦，食欲差，两胁胀痛。**女人还会出现经前乳房胀痛、乳腺增生或者痛经。

这样的人舌头通常都是尖尖瘦瘦的，**舌质很红。**

现在药店里有同方的中成药出售，叫"**逍遥丸**"，或者"**加味逍遥丸**"（丹栀逍遥丸），就是在原方上加了牡丹皮和栀子两味药。

加味逍遥丸组方：**柴胡、芍药、白术、茯苓、当归、薄荷、丹皮、栀子、甘草。**

这个方子的主要功效就是：**疏肝清热，健脾养血**。为何要加牡丹皮和栀子，是因为牡丹皮性微寒，入肝经，疏泄木郁，行淤泻热。栀子性寒，入脾、肝经，清热除烦，泻湿健脾。**所以加味逍遥丸对于清肝经湿热、疏肝解郁效果更好。**

主治：**肝郁血虚，肝脾不和，两胁胀痛，头晕目眩，倦怠食少，月经不调，脐腹胀痛。**

这个药方虽然是疏肝理气健脾养血的，**但绝不是什么保健方，不可以长期服用。**最好在医生指导下用药，或者按照说明书，以 7 天为一个疗程服用。在服药期间，忌生冷、油腻、烟酒。

如何用好手边的中成药，有一个重要的原则就是**看症状用药**，而不是听病名。只要症状符合，就可以尝试使用。

比如家里的老爸整天为了中国股市生气，可以用。老妈为了孩子找不着对象睡不着觉，可以用。女生因为痛经心情烦躁，可以用。男人被老婆气得不敢发火只能挠墙，可以用。

唉，其实哪儿有那么多好生气的事情呢！生活要学会自得其乐。

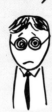

我们家都是我吃药……

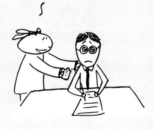

小伙子，药不能停啊！

CHAPTER.06

肾

这年头，肾不虚都不好意思出门了，一说到肾好，立刻被人说成吹牛。

下面我们来好好了解一下肾的功能，看看我们一个个儿的怎么就肾虚了。

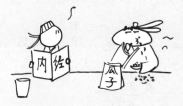

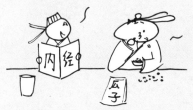

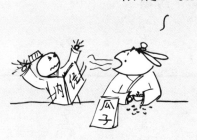

肾左右各一个，位于腰部脊柱两侧。它的主要生理机能是主藏精、主水、主纳气。肾里藏的精可以为生命活动提供能量，还能主生殖发育。此外肾阴与肾阳能资助、协调一身脏腑之阴阳，因此肾又被称为"五脏阴阳之本"。

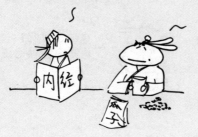

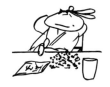

一、凡事都要谨肾行事，肾真的太重要了

（一）肾藏精

肾主藏精，指肾贮存、封藏精以主司人体的生长发育、生殖和脏腑气化的生理机能。肾精的构成分"先天之精"和"后天之精"，先天之精全部来自老爹老妈，而后天之精来源于脾胃的水谷精微的化生。先天、后天之精相互资助，相互为用，合化为肾精。

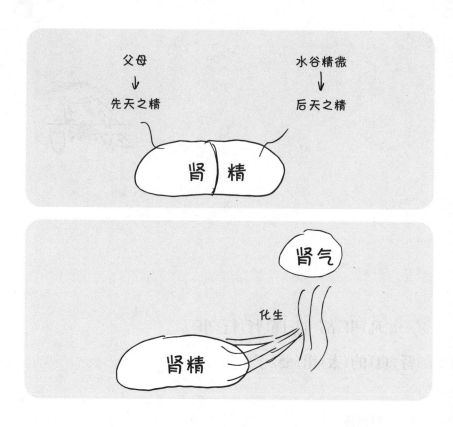

肾精闭藏于肾，**其中一部分在生殖机能成熟时，化为生殖之精，有节制地疏泄。**但是这种生殖之精的疏泄，不仅仅取决于肾，还取决于肝，是肝肾相互协调的结果。

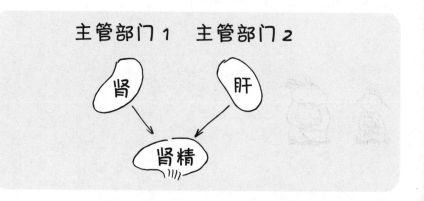

所以在治疗生殖问题的时候，别总盯着肾了，肝也很重要，甚至是非常重要的。在中医里，治疗阳痿早泄的药里都有调肝的药，同样，女子例假不正常的主要原因，也主要从肝论治。

《素问·上古天真论》："女子……二七天癸至，任脉通，太冲脉盛，月事以时下，故有子……丈夫……二八，肾气盛，天癸至，精气溢泻，阴阳和，故能有子……"女人七年为一个周期，男人八年为一个周期。所以这句话的意思是，女孩儿到了14岁，天癸就有啦，就能怀孕生孩子了。男人到了16岁，天癸就有了，就具备生孩子的硬件了。

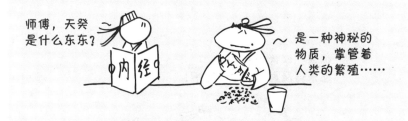

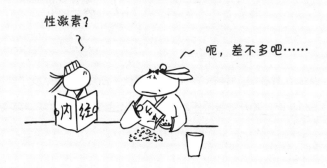

天癸，是肾精和肾气充盈到一定程度而产生的精微物质，它可以促进人体生殖器官的发育和维持生殖机能。《素问·上古天真论》："……女子七七，任脉虚，太冲脉少，天癸竭，地道不通，故形坏而无子也……男子七八，肝气衰，筋不能动，天癸竭，精少，肾藏衰，形体皆极……"

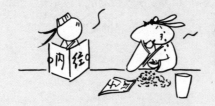

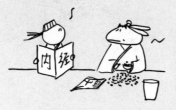

男女在青春期，肾精和肾气隆盛，骨骼不断发育成长，女子到21岁，男子到24岁，才开始慢慢停止发育，所以这时候结婚生子，那孩子的质

量真是杠杠的。尤其是年轻妈妈的身体和身材恢复得也很快，毕竟还在青春期，还在往最壮盛的状态生长。

男女到了壮年期，也就是女子在 35 岁之前，男子在 40 岁之前，肾精和肾气充盛至极，筋骨强健，头发黑亮，身体壮实，精力充沛。这个阶段要孩子也还不错，至少父母的精气都很充足，就算中年妈妈的身材恢复得没那么快了，可是至少伤害也不大。

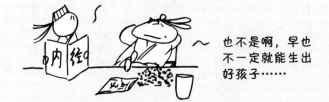

如果父母身体不太好，自己本身肾精和肾气不足，不管在哪个阶段生出的孩子，**都会出现不同程度的发育不良，比如出现五迟和五软。**

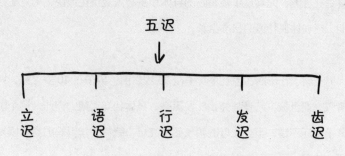

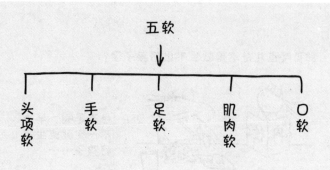

　　所以想要生孩子的朋友，还是先做好自己身体的准备。现在大多数的家庭都只有一两个孩子，保证"出厂质量"是关键。尤其是爸爸们，别动不动一边喝着小酒，一边摸着肥圆肚皮，跟老婆说："要不咱们再要一个？"要知道，你贡献的不仅仅是那颗精子，还有孩子的先天之精。**自己的那点儿肾精都快成酒精了，拿什么给孩子用？**妈妈也是一样，身体虚的就先把自己养好，免得生个孩子"两败俱伤"。

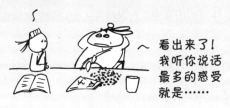

师傅，我妈说，
我就是酒精儿……我爸那会儿整天喝酒。

看出来了！
我听你说话
最多的感受
就是……

也是醉了！

因此在临床上，防治某些先天性疾病、生长发育迟缓、生殖机能低下或一些原发性不孕不育症，以及优生优育、养生保健、预防衰老等，多是从补益肾精、肾气入手。

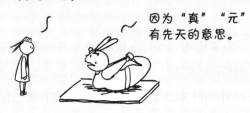

师傅，肾气为什么又被称为
"元气""真气"呢？

因为"真""元"
有先天的意思。

哦……
那看来你是真的胖了……

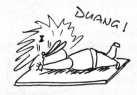

DUANG！

肾气之所以被称为元气、真气，是因为它是脏腑之气中最重要的气。真、元都是道家的术语，中医借用是表达对这种先天禀赋的崇高敬意。

肾气及其所含的肾阴和肾阳管理着身体所有脏腑的气化，脏腑通过气化来推动精、气、血、津液的新陈代谢。

啊？肾阴和肾阳都属于肾气？

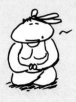
对啊！可是连很多医生都搞不清这三者的关系呢！

上次有朋友说，她到医院检查，医生说她肾气不足。她问医生肾气是什么，是肾阴还是肾阳。医生说肾气是肾阴和肾阳以外的东西。其实这样讲是不对的，**肾气包含了肾阴和肾阳，是它们的结合体。**

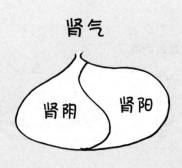

肾阴主凉润、宁静、抑制。肾阳主温煦、推动、兴奋。 肾阴和肾阳协调共济，则合化为肾气，推动和调控肾的各种机能活动。如果**肾阴不足，不能制阳，则会相火偏亢。**

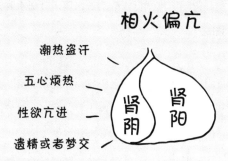

此时不是肾阳多了，而是肾阴不足，万不可用凉药泻火，而是用**滋补肾阴**的办法。

如果肾阳衰弱，不能制阴，则会虚寒内盛。

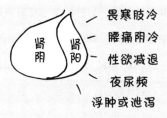

肾阳为一身阳气之本，"五脏之阳气，非此不能发"，肾阳推动和激发脏腑的各种机能，同时温暖形体、官窍。**肾阳充足的人，必机能旺盛，精神振奋。**所以阳虚的人通常都从温补肾阳开始。**桂附地黄丸或者金匮肾气丸的主要成分都有附子。**附子入肾经，大补肾阳，具有回阳救逆的作用。这两种药都有温补肾阳、化气行水的功效，用于**肾虚水肿，腰膝酸软，小便不利，畏寒肢冷。**

肾阴为一身阴气之本，"五脏之阴气，非此不能滋"，能宁静和抑制脏腑的各项机能，凉润形体、官窍。肾阴充足的人，必然机能旺盛但不过亢，精神内守。所以阴虚的人一般都从滋补肾阴入手。六味地黄丸就是妥妥的滋阴药啊，用于**肾阴亏损，头晕耳鸣，腰膝酸软，骨蒸潮热，盗汗遗精，消渴。**

那么问题来了，如果肾阴阳都虚，也就是肾气虚，该怎么办呢？是两种药一起吃吗？

那我们再回忆一下，其实肾气是肾精化生而成的。肾精除了先天爹妈给的，**后天全靠自己吃回来啊！强健脾胃是根本啊！**

脾胃好了，才能将水谷精微化生为肾精，肾精化生肾气，肾气才能充足。所以那些肾气不足的孩子或者老人，**多吃小米、红薯、山药、南瓜，这些就是最好的健脾补肾的食物。**另外海参也是阴阳双补的食材，之前看到一名 90 多岁的老中医讲养生，就说他从 70 多岁的时候开始，每天都**吃一小段海参，直到年过 90，依然耳聪目明，步履矫健。**海参，味甘咸，补肾，益精髓，摄小便，壮阳疗痿，其性温补，足敌人参，故名海参。

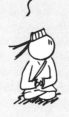

那年轻人吃什么呢？

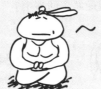

年轻人早睡早起
锻炼身体就好了啊！

那像你这样走下坡路
的中年人呢？

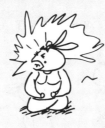

不要理你们
这种讨厌的
小孩儿就是
健脾了！

（二）肾主水

肾主水是指肾气具有主司和调节全身津液代谢的机能。

虽然水饮进入我们的身体，是通过脾胃的吸收和运化化为津液的，尿液是通过肺、脾、肾、胃、小肠、大肠、三焦、膀胱等脏腑通力协作完成的，但是这一切都来源于肾气。肾气中的阴阳资助和调控着全身脏腑的阴阳，帮助它们发挥正常的生理功能。因此，肾主水，肾是幕后总指挥。

兔子，我儿子都上四年级了，
还总尿床是怎么回事啊？

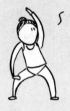

是遗传吧？

瞎说，我二年级就不尿了……

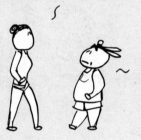

呃……你还真
是了不起呢！

到底是因为什么啊？

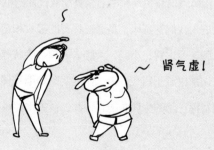

肾气虚！

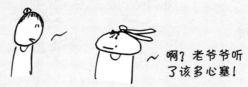

这里讲的肾虚，不是说肾脏这个脏腑器官坏了，而是指肾气虚弱。肾气虚弱，水的代谢就会出现问题。前面说了，肾气除了先天的禀赋外，主要靠后天的脾胃供养。**小孩子因为才出生，脾胃功能很弱，所以脾的运化差，容易造成肾精化生不足，肾气虚弱。**而老人则是因为**年老气衰，脾的功能失常，而导致肾精化生不足，肾气虚弱。**

所以遗尿这个问题，最常见的就是小孩子和老人。咳嗽咳出尿，叫作膀胱咳，也是因为肾气虚弱，固摄能力差的原因。

肾主水的一个重要特性，就是表现在对生尿和排尿方面的作用。

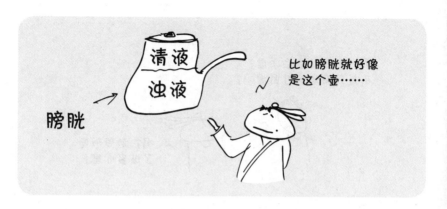

小肠分清泌浊之后，把浊液输送到了膀胱。**但是并不是所有在膀胱里的津液都是尿液**，其中很大一部分是清液，它们会在肾气的蒸化作用下，重新被分离出来经脾输送到肺，参与身体的津液输布。剩下的浊液才是尿。

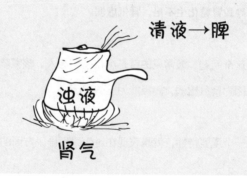

尿液之所以储存在膀胱中而不漏泄，全赖肾气的固摄功能。当尿液储存到一定程度能及时排出体外，则赖于肾气的蒸化作用。当肾气充足，气化功能正常时，肾气固摄有力，膀胱开合有度，排泄自如。可是如果肾气气化功能失常，就会出现固摄无力，小便不利或癃闭，或出现尿频尿急。这时候，就算"往前一小步"，也无法实现"文明一大步"的美好愿望了。

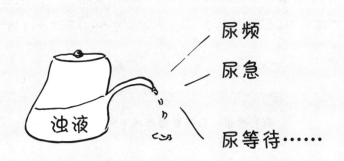

要么就是尿失禁或者遗尿。

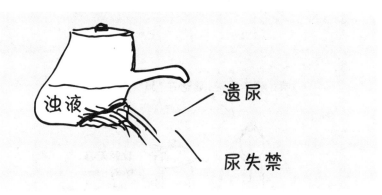

（三）主纳气

肾主纳气，是指肾气摄纳肺所吸入的自然界清气，保持吸气的深度，防止呼吸浅表的机能。

　　肾的纳气机能，实际上是肾气的封藏作用在呼吸运动中的具体体现。《类证治裁·喘症》：“**肺为气之主，肾为气之根。**”肾气充沛，摄纳有度，则呼吸均匀调和，气息很深。如果肾气衰弱，摄纳无力，不能接受肺吸入的清气，则会出现呼吸浅表，或呼多吸少，动不动就喘的“肾不纳气”的现象。

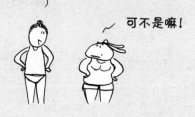

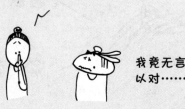

（四）肾主蛰藏

问你们一个很隐私的问题，你们家谁管钱？

我们家老崔管钱。因为她在竞选家庭财政大权的时候只说了一句喱当有力的话：

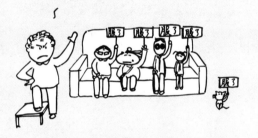

以此彻底完胜我们所有人的经济理念，一直稳稳地掌握家中财政大权，终身制，不换届。就她的个人能力来说，她管理财务最大的优势就是体育好，年轻时是省队扔铁饼的，最大劣势只是数学有一点点不好而已……

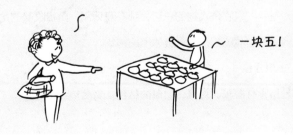

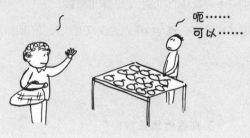

所以老崔人缘很好，每次去菜场大家都呼唤着她到自己的摊位买菜。老崔总是很得意地嫌弃我们买的菜太贵，就她买的便宜，因为她会砍价。

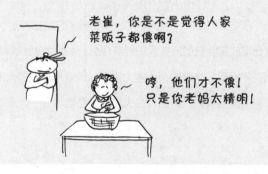

老崔是我们家收藏钱物的总管，那在身体里，负责收藏的是什么脏腑呢？是肾。肾里藏的东西都是身体里的精华。

1. 主蛰守位

蛰是指肾有潜藏、封藏、闭藏的特性。肾藏精，主生殖，"肾以闭藏为职"。

肾气封藏则精气盈满，人体机能旺盛，因为肾精是身体的能源库。若肾失封藏，就好像金库的门被打开了，能源就会泄漏，会出现**滑精、喘息、遗尿，**甚至**小便失禁、多汗、大便滑脱不禁及女子带下、崩漏、滑胎等。**

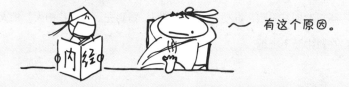

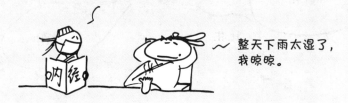

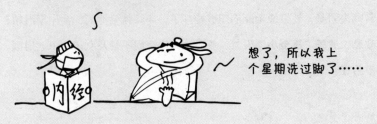

那你有没有想过我的感受？

想了，所以我上个星期洗过脚了……

肾气中含有肾阴和肾阳两个部分。肾气封藏，肾中相火即肾阳才能潜藏不露，发挥其温煦、推动、激发的作用。肾阴充足，涵养相火，相火则潜藏在肾中而不上越。

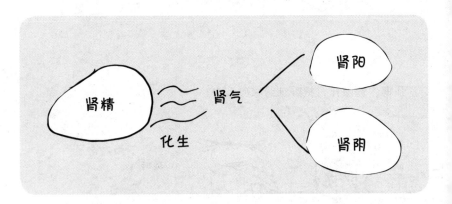

打个比方，肾阴就是一个大钱包，肾阳就是钱。用钱包把钱装好，没毛病。但是如果钱有了，可钱包坏了，钱还是会从钱包中流失……所以钱包和钱一样重要，肾阴和肾阳是肾完成封藏作用的两个必备条件。

2. 肾气上升

由于肾位于人体的下部，其气当升。肾气上升与人体上部的心气交感互济，维持上下的协调。肾阴与肾阳协调共济，则合化为冲和的肾气。

肾阴主凉润、宁静、抑制。肾阴不足，则不能上济心阴以制约心火，可致**心火偏亢，导致潮热盗汗，五心烦热。同时出现性欲亢进，遗精或梦交，舌红少苔，脉细数等症。**此时的治则当以滋补肾阴为主。方用**六味地黄丸。**

肾阳主温煦、推动、兴奋。肾阳不足，则**虚寒内生，出现畏寒肢冷，腰痛阴冷，性欲减退，或浮肿，或泄泻，夜尿频数，舌淡苔白，脉沉迟无力。**此时的治则当以滋养肾阳为主，方用**金匮肾气丸。**

二毛第一次陪我去推拿……

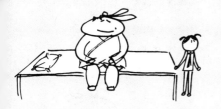

妈咪，你这是要化疗吗？

（五）肾与形体官窍和自然的关系

1. 在体合骨，生髓，其华在发

骨骼，也就是我们常说的骨架子，它是由肾精充养，肾气推动和调控的。肾藏精，精生髓，髓在骨中以养骨。因此我们的骨头长得好不好、骨质是否坚硬，和我们的肾气及肾精有关。老年人经常说补钙补钙，防止骨质疏松。要知道钙吃到肚子里，不是直接就进入骨髓补钙去了，而是需要经过脾胃的吸收和运化，化生为肾精和肾气，才能充养骨质。如果脾胃不好，消化、吸收功能差，别说是吃钙片了，就算直接吃骨头都没有用。

髓分骨髓、脊髓、脑髓，皆由肾精化生。因此肾精充足不但骨头长得好，脑子也好，思维敏捷，精力充沛。反之，不但骨质脆弱，还会头晕目眩，反应迟钝，记忆力衰退。

发就是指我们的头发。发为血之余，肾藏精，精生血，精血旺盛头发就粗壮、浓密、乌黑。好多男明星年轻的时候都是一头蓬松浓密的黑发，结果人到中年之后，就慢慢地脱落，很多甚至秃顶。这都是因为年轻时肾气、肾精充足，头发得养。而中年之后，肾气逐渐衰退，肾精虚衰，则发白而脱。临床在治疗少白头、脱发等症的时候，多由肾论治。

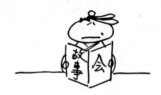

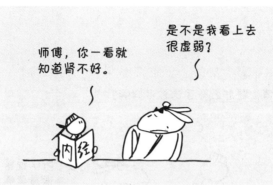

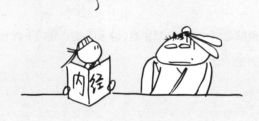

2. 肾开窍于耳及二阴

耳朵好使不好使，也与肾气、肾精的盛衰密切相关。如果肾气、肾精不足，髓海失养，则听力减退，出现耳鸣、耳聋。一般来说，耳鸣，尤其是老年人的耳鸣，多为持续不断的、声音不大的嗡鸣声。这种耳鸣基本都是肾气不足导致的，在治疗的时候应以补肾为主。如果是突发性耳聋，则可能是由肝胆郁热引起的。

肾开窍于耳，这个大家普遍都知道。可是肾还开窍于二阴，这个有没有听说过？

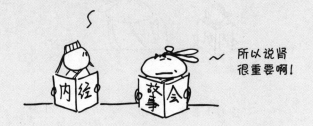

二阴就是指前阴（外生殖器尿道口）和后阴（肛门）。前阴负责排尿和生殖，后阴主排泄粪便。

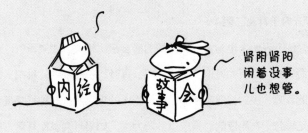

说真的，中国好便便真的很难生产，不但肺、脾、肝、肾多部门管理，产品质量也很难过关……

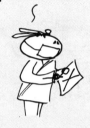

大便不成形，睥湿！
差评！

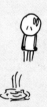

大便挂杯！
差评！

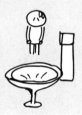

唉，看来拉个中国
好便便不容易啊……

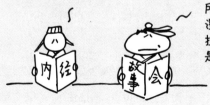

所以走一万步
没什么了不起，
拉出好 shi 才
是真的身材好。

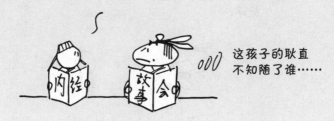

如果肾阴不足，肾阴的凉润作用减退，就会造成虚火内生。肾阴为一身阴气之本，"五脏之阴气，非此不能滋"。虚火消耗津液，就会导致肠液枯涸而见便秘。

很多老人家都有便秘的问题，总是误以为自己吃什么上火了，其实是肾阴虚的问题。我有个阿姨，常年便秘，同时她也有退行性关节炎。我用了余浩先生记载在《万病从根治》里的一个方子——**养筋汤**，给她治疗**退行性关节炎**，结果吃了第二天就顺利排便，效果好得不得了。

养筋汤由**白芍、熟地、麦冬、炒枣仁、巴戟天**这五味药组成，用于治疗**"肝肾不足，筋缩不伸，卧床呻吟，不能举步"**的病证，适用于我们现在说的退行性关节炎。

那为什么吃了治疗关节炎的药，她的便秘就好了呢？因为这里面的白芍滋养肝阴；熟地滋补肾阴；麦冬养阴润肺、泻热生津；炒枣仁敛气安神、荣筋养髓；巴戟天补肾阳，强筋骨祛风湿。

这个方子里，肾阴和肾阳都有滋补，但是滋阴的力度更大一些，所以用于治疗肝肾阴虚导致的筋脉拘挛不伸的关节炎效果很好。但同时因为滋阴的力度比较大，所以对于阴虚而导致的便秘，效果也是立竿见影。

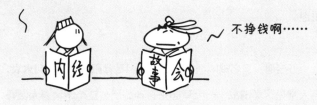

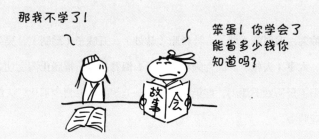

虽然卖中药真的不挣钱，但是一服药治好了你的关节炎、治好了便秘，说不定还能顺带着治好阴虚引起的失眠、慢性咽炎……那反过来说，这是省了多少钱？！最重要的是，减少了多少病痛，省下了多少看病的时间！

所以说，自学中医的性价比实在太高。因此，从另一个角度，我们也要体谅那些看诊费很贵的好中医，如果他们不把看诊费提高，那真的要去喝西北风了。

上面说了肾阴不足，**那肾阳不足会引起什么大便不正常的情况呢？五更泄。**

五更泄，又名鸡鸣泄，肾泄。病因是**肾阳不足，命门火衰，阴寒内盛。**老人常见这类情况，一大早起来直奔厕所。这个不代表大便好，是由于命门火衰，不能温煦脾土，运化失常导致的泄泻。
这时候宜用**四神丸**进行治疗。

四神丸：肉豆蔻（煨）、补骨脂（盐炒）、五味子（醋制）、吴茱萸（制）、大枣（去核）。此为固涩剂，具有**温肾散寒，涩肠止泻**之功效。用于肾阳不足所致的泄泻，症见肠鸣腹胀、五更溏泻、食少不化、久泻不止、面黄肢冷。

四神丸是中成药，药店都有卖。

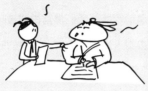

妈咪，我的作业太难了，你教教我……

作业再难有中医难吗？你要学习妈妈，有困难要上，没有困难制造困难也要上……

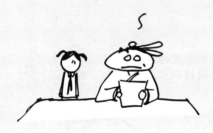

写一篇作文，题目为《童心向党》！

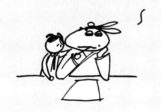

好吧……我承认你的作业比中医难……

3. 在志为恐

恐是肾精、肾气对外界环境的应答而产生的一种情绪。一般情况下，每个人都会有恐惧害怕的心理，但是过度的恐慌则会导致"恐伤肾""恐则气下"，出现大小便失禁、遗精等症。我们常常说"被吓尿"了，这个真不是玩笑话，是真的。每次去看人家坐过山车，下来的时候总有人尿裤子，这就是典型的"恐则气下"的表现。

4. 在液为唾

唾是我们口水中比较黏稠的部分，多出于舌下，具有润泽口腔、帮助滋润食物的作用。唾由肾精所化生，所以唾沫可不是废物，不信你连续吐几口唾沫试试，肯定会出现头晕的症状。

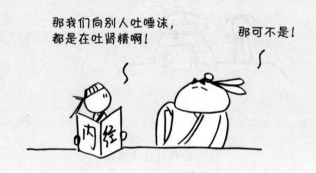

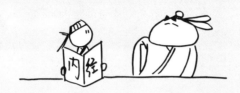

5. 与冬气相通应

肾的五行为水，冬季的五行也为水，同气相应，肾与冬季相通应。冬季是四季中最寒冷的一个季节，以"冬藏"为主，植物的阳气都收回到根部，枝叶都变黄脱落。小动物们也该冬眠的冬眠，该躲在洞里的躲洞里，等待着来年春天再出来活动。而在人体，肾也是精气所藏之地，主守主收藏。因此在冬季最好的养生，就是早睡晚起，尽量避寒就温，让身体的阳气收藏在肾中，以便春天厚积薄发。由于冬季天气寒冷，所以阳虚体质的人会比较难过，也容易发作寒证，所以素患阳虚性肺病、心脏病的朋友，一定要在冬季记得保暖，尽量减少户外活动。

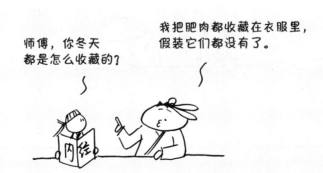

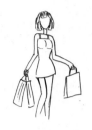

二、咦?惊!遗精是这样的

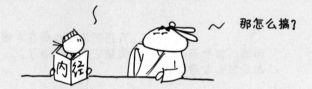

师傅，你取这样直白的标题，
我好怕文章被删。

那怎么搞？

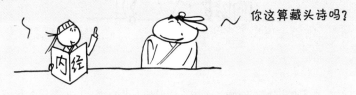

　　之所以要在"肾"这章讲遗精的问题，就是因为一直以来，一提到男科病，大家的观念就是肾虚，然后补肾。其实，遗精、早泄、阳痿的病因有很多，五脏皆有可能，并不都是肾的问题。肾表示，这个黑锅，我不背。

　　我们女人整天讨论大姨妈的事情，男人遇到姨父的问题时却羞于开口，是因为大家对男科病的成因有很多误解，所以，这里以遗精为例，帮肾解释两句。

　　关于遗精，张景岳先生在《景岳全书》中的论证比较全面，我用白话文把意思大概说一下，以敬姨父。张先生是这样论证的：不管是梦遗也好，滑精也好，总归都是失精的问题。而这个事儿，起因无非都是动了心。心里藏着君火，肾里藏着相火，心一动，肾必有所呼应。

　　所以说，少年都是性欲很旺盛的人，因为心有所想，或者看到喜欢的人，心火都会浮动。心火在上面燎原，肾火在下面浮躁，肾精当然不能好好地蛰藏，于是就会滑泄出来。

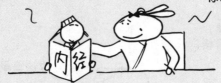

一开始遗精的时候，可能不会引起太多的注意，但是久而久之，精道滑利，就很容易遗精不止了。届时，只要稍有触动，就会有精液滑出，想克制都止不住。

总是遗精，可不是好事儿，"精竭则阴虚"和"精尽人亡"是差不多的意思。阴虚后就会有虚弱无力之感，对身体伤害很大。姨父说，总这样下去也不是办法啊。

那怎么办呢？这是病，得治。可是在治疗之前，必须知道病根儿在哪里。我们都知道肾精藏在肾中，但不知道精子的行动都听心的指挥，"故精之蓄泄，无非听命于心"。

凡是少年，都会动心动情，所以想要身体好，就得珍藏住自己的肾精，想要藏得住肾精，就必须清净自己的内心。

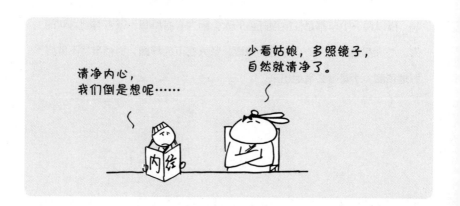

张先生还说了一句话，我看完不得不给先生点个赞。先生说，为什么乡间的田野莽夫就没这个问题，有这个问题的都是文化人？就是因为书读得多，知道得多，想得太多了。

所以说，想要治这心病导致的遗精，首要就是得少读书。"书中自有颜如玉"，讲的就是这个事儿。为什么古人谆谆教诲，三令五申，总是不听呢？！

在治疗的时候也是，先从思想教育抓起，多读马列，少看言情。等把心静下来了，再根据症状做些治疗，没有治不好的姨父问题。要是不管心，只是一味地治肾，**"而欲望成功者，盖亦几希矣"**。

张先生根据自己的经验，把遗精的原因归纳为九种（熟记、必考）：

1. 凡是心里有喜欢的人，如果梦中遗精，是因为心念所动。

2. 有情欲但身体得不到满足的人，如果梦中遗精，原因则是在肾。

3. 因为身体劳倦而出现遗精的，是精不能藏，肝脾之气太弱导致的。

4. 心事特别重，总是想太多的人，出现遗精，是中气不足，心脾之气虚陷所致。

5. 湿热下注也会引起遗精，这是因为脾肾有虚火妄动。

6. 有些人会无缘无故地滑精，则是下元空虚，肺的收敛和肾的固摄作用失职所致。

7. 还有身体一向比较虚弱的人，也会无故滑精，则是因为先天的肾气过于薄弱。

8. 有些长期服用寒凉药物的人出现遗精，是寒凉的药物损伤了肾阳，药物的副作用导致的。

9. 那些正值壮年，欲望得不到疏泄的棒小伙儿，如果遗精了，这个不必太担心，是**"满而溢者也"**。

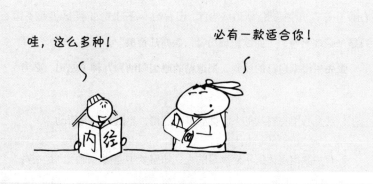

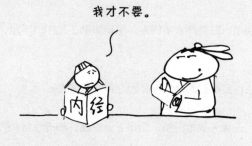

心主神，肺主气，脾主湿，肝主疏泄，肾主闭藏。所以凡是遗精的问题，"五脏皆有所主"，治病的时候，一定要整体辨证，找到病因。

因梦而遗精，叫作梦遗。梦遗之外的，叫作滑精。梦遗的，有的因为情，有的因为火，有的因为虚，有的因为满而溢。因情而动者，在治疗的时候就需要先清心；而因精动者，在治疗时则首当固肾了。

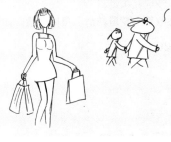

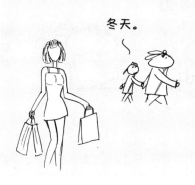

张景岳先生在《景岳全书》中是这样论治的（**大纲内，必考**）：

1. 精道滑利而常常梦遗的朋友，一定是起因于情欲。这种情况，要是自己不控制，久而久之就会导致肾气不固，而滑泄不能停止。这时候只有苓术菟丝丸最为对症。

苓术菟丝丸： 白茯苓、白术（米泔水洗，炒）、莲肉（去心）各120克、五味子60克（酒蒸）、山药（炒）60克、杜仲（酒炒）90克、炙甘草15克、菟丝子（用水淘净，入陈酒浸一日，文火煮极烂，捣为饼，焙干为末）300克。

用法：上用山药末，以陈酒煮糊为丸，如梧桐籽大。空腹时用滚白汤或酒下百余丸。

主治脾肾虚损，不能收摄，梦遗精滑，身体困倦。如气虚神倦，不能收摄者，加人参90～120克。

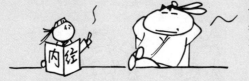

2. 心火旺盛者用二阴煎去心火；不是太旺盛的，用柏子养心丸就好了。先用这些药收养心气，然后再用苓术菟丝丸固肾。

二阴煎： 生地、麦冬各9克、枣仁6克、甘草3克、玄参5克、黄连

6克、茯苓9克、木通5克（剂量仅供参考，请在医生指导下用药）。

用法：上药加灯草20根，或竹叶亦可，煎至2碗，空腹时服用。

功效为清心泻火，养阴安神。主心经有热，水不制火，惊狂失志，多言多笑，喜怒无常；或疮疡疹毒，烦热失血。

柏子养心丸有中成药卖。为安神剂，具有补气、养血、安神之功效。主治心气虚寒，心悸易惊，失眠多梦，健忘。

3. 凡是思虑过重，或者劳倦伤脾的，一触即遗精者，就不能用寒凉清利的药物了，而是应该培补心脾。这时可以用归脾汤。要是用黄芪和白术有上火现象的人，就用菟丝煎也可以。或者直接用人参汤冲服苓术菟丝丸。

归脾汤（去木通）：白术6克、人参6克、黄芪6克、茯苓6克、远志3克、当归3克、酸枣仁6克、炙甘草1.5克、龙眼肉7枚、生姜4片、大枣4枚（剂量仅供参考，请在医生指导下用药）。

功效为益气补血，健脾养心。主治：①心脾气血两虚证。心悸怔忡，健忘失眠，盗汗，体倦食少，面色萎黄，舌淡，苔薄白，脉细弱。②脾不统血证。便血，皮下紫癜，妇女崩漏，经期超前，量多色淡，或淋漓不止，舌淡，脉细弱。

菟丝煎：人参6～9克、山药（炒）6克、当归4.5克、菟丝子（制、炒）12～15克，枣仁（炒）、茯苓各4.5克，炙甘草2～3克、远志（制）1.2克、鹿角霜（为末）4～5克（剂量仅供参考，请在医生指导下用药）。

用法：用水300毫升煎成，加鹿角霜末调匀，空腹时服用。

主治：心脾气弱，思虑劳倦，即苦遗精。

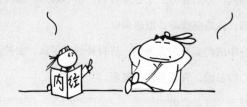

师傅，你讲这么多药，谁记得住啊？

有需要的人自然会记得。

4. 要是因为肝肾有热而易于疏泄的人，用猪肚丸最为合适。当然，在这之前还是要看看有无心火，如果有心火，还是要先清心为好。

猪肚丸：白术（炒）5两（约150克）、苦参3两（约90克）、牡蛎（煅）4两（约120克）。（剂量仅供参考）

用法：上为末，用雄猪肚一个，洗净，以瓷罐煮极烂，捣如泥，合药加肚汁捣半日，丸如小豆大。每次四五十丸，一日三次，米汤送服。

主治：止梦遗泄精，进饮食、健肢体，此药神应。"久服自觉身肥，而梦遗永止。"

5. 要是因为先天不足，元阳不固而导致遗精的，当以滋补命门元气为主。这时就可以选用左归丸、右归丸、六味地黄丸或者桂附地黄丸。这些都是中成药，药店都有卖。

6. 湿热下注引起的遗精，可以用四苓散进行治疗。

四苓散：茯苓21克、猪苓21克、泽泻30克、白术（炒）21克。

功效为利水渗湿。用于水湿泄泻，小便不利。

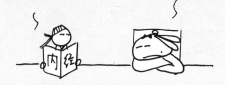

师傅，你这越说越简单了啊。

我不是和大姨父不熟吗，讲他的事儿提不起精神。

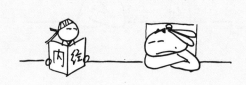

当然，讲大姨妈我也没什么兴趣。

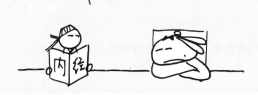

那你讲这么来劲？

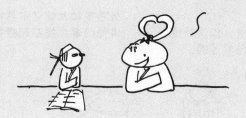

爱情！

就是那个"只因在人群中多看了你一眼然后就瞎了"的爱情吗？

　　7. 要是过服了寒凉的药物导致的肾阳不足，肾气不固，精道滑利而遗精不止的人，这时就要速速温补脾肾了。可以用五君子煎，或右归丸、桂附地黄丸等。

　　五君子煎： 人参9克、白术6克、茯苓4克、炙甘草3克、干姜4克（剂量仅供参考，请在医生指导下用药）。

　　主治：脾胃虚寒，呕吐泄泻而兼湿者。

　　最后，张景岳先生对遗精的治疗做了一个总结，他说啊，遗精这个事儿其实不是什么可怕的难以治疗的疾病。和人生的其他磨难比起来，和女人的大姨妈比起来，姨父真算省心的。

治疗的时候只要把握几个原则就好，一是心火盛的人，一定要先清心降火，克制欲念，多想想学习，尤其是中医的学习。

二是相火旺盛的人，就用点儿滋补肾阴的药，左归丸、六味地黄丸都可以。

三是气陷导致的滑泄，用补中益气丸提气就好；肾气固摄能力不足的就要用药加强固涩；湿热下注的人，用利小便的药多尿尿，把湿热排出去就行了，别太担心；如果是脾胃受了寒凉药物的侵害，就赶紧吃点儿温补脾胃的药。理中汤啊、五君子煎啊，都行。

四是先天不足，或者后天没有养好，素来体虚肾气弱的，就要大补元阳，**"专培根本"**，肾好生活才能好，性生活才能好，你好我好大家都好。

除了以上，张景岳先生还十分遗憾地说，现在的医生每次一看到遗精，不管三七二十一，就给上黄柏、知母等苦寒的药，或者是沉降泻水的药。也不辨证，更不整体辨证，真是对肾莫大的伤害啊。

亲爱的广大男性朋友们，肾精很有限，且用且珍惜。但是五脏皆有可能让你痛失肾精，因此在治疗的时候务必辨证，寒热虚实，对证用药，切不可一味治肾。

姨父的事情终
于讲完了……

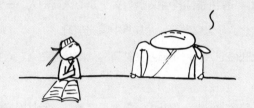

其实讲得也不
怎么仔细。

行了，我谈论姨父算是尬聊，
你懂吗？

但愿有人可以
从中获益吧。

你没有吗？

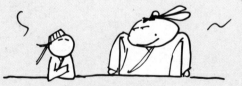

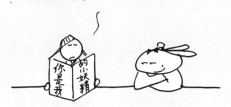

我不需要，我心无杂念，只读经书。

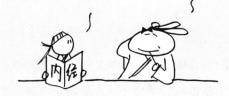

师傅，你现在怎么开始研究男科问题了？

因为我现在发现还挺有意思的。

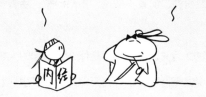

怎么讲？

这个事儿吧，你们男人就是卖家秀，我们女人就是买家秀。

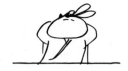

三、阳痿的那些事儿

阳痿是什么？百度上是这样定义的：阳痿又称勃起功能障碍（国际上简称 ED），是指在有性欲要求时，阴茎不能勃起或勃起不坚，或者虽然有勃起且有一定程度的硬度，但不能保持性交的足够时间，因而妨碍性交或不能完成性交。

阳痿分先天性和病理性两种，前者不多见，不易治愈；后者多见，而且治愈率高。

看到没？治愈率高，也就是说，这个病不是什么了不起的大事儿，别心理压力那么大，一旦出现就丧得跟丢了一百万似的，在家里挂着脸，在床上假装睡觉。

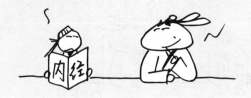

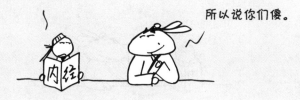

　　中医里是怎么定义阳痿的呢？阳痿病证首载于《黄帝内经》，《灵枢篇》称阳痿为"阴痿"，《素问》中又称**"宗筋弛纵"**和**"筋痿"**，认为**虚劳和邪热是引起阳痿的主要原因。**

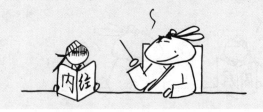

看看，"宗筋弛纵"
这个词多优雅。

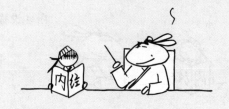

和"勃起功能障碍"相比，
是不是有种颓废的美？

《素问》里说"气大衰而不起不用"，《灵枢》说"热则筋弛纵不收，**阴痿不用**"。讲的就是**虚劳**和**邪热**两种情况。

到了隋、唐、宋时代，医家普遍认为阳痿是劳伤、肾虚导致的。可能是因为那个时代国家经济昌盛，男人们忙着挣钱买房买车，压力山大。再加上一个男人经常有好几个老婆，有点儿供给不足，所以虚劳阳痿者比较常见。在治疗上都以温肾壮阳为主。

到了明代，医家对阳痿的成因认识得更加深入，提出：**郁火、湿热、**

情志所伤亦可致阳痿。意思就是说，命门火衰，肾气虚弱当然会导致"阳事不举"。但是爱生闷气，或者有食积、湿热，或者情绪不畅，一样会导致男人出现阳痿。

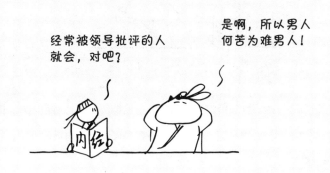

张景岳先生在《景岳全书》中说："**亦有湿热炽盛，以致宗筋弛纵，而为痿弱者**。"女人湿热下注常见的是白带问题，或者阴道炎症。**而男人湿热下注，就会出现阴囊湿痒以及阴茎萎软不举**。

在治疗方面，张景岳先生认为命门火衰、肾阳不足导致的阳痿，可以用右归丸、肾气丸这类的补药；多思多虑、惊恐难安导致脾肾亏损而出现的阳痿，必须先培养心脾，充养胃气；而湿热者就得先除湿清热再固肾了。

所以说湿热这个问题，不论男女，都是个很棘手、很烦人的问题。**治疗的时候一定要先化湿再清热。湿为热的载体，湿不除，热难清**。

到了清代，医家又认为，"**有失志之人，抑郁伤肝，肝木不能疏达，亦致阴痿不起**"，非常注重情志对于身体的影响。主张对肝郁所致者用达郁汤，心火抑郁而不开者运用启阳娱心丹。

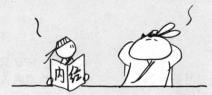

启阳娱心丹是一种益肾宁神的药物，主治抑郁忧闷，心包闭塞，阳痿不振，举而不刚，心悸易惊，胆怯多疑，夜多噩梦，常有被惊吓史，苔薄白，脉弦细。

综上所述，随着时代的发展，中医对阳痿的认识已经越来越全面和深入。在《中医内科学》中，阳痿的病因病机被归纳为：**劳伤久病，饮食不节，七情所伤，外邪侵袭。肝、肾、心、脾受损，经脉空虚，或经络阻滞，导致宗筋失养**。

在治疗方面，命门火衰就需要温肾壮阳，可以用肾气丸、右归丸。如果火衰不甚，精血薄弱，则可以用左归丸。

如果是心脾亏虚导致的阳痿，并伴有心悸、失眠多梦、神疲乏力、面色萎黄、食少纳呆，在治疗时必须补益心脾，可以用归脾汤加减，益气健脾，养心补血。

肝郁不舒，阳事不起或起而不坚，心情抑郁，胸胁胀痛者，并伴有胃脘不适，食少便溏，治疗时则以疏肝解郁为主，可以用逍遥丸或者加味逍遥丸加减。

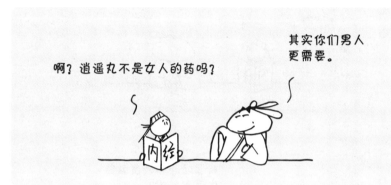

湿热下注呢？会引起阴茎萎软，阴囊潮湿，瘙痒腥臭，睾丸坠胀作痛，并可能出现小便赤色灼痛，胁胀腹闷，肢体困倦。治疗就要以清利湿热为主，可以用龙胆泻肝丸加减。若湿热久恋，灼伤肾阴，在清热化湿之后，还要用甘寒滋阴益气的药物善后。

为什么要把病因病机分得这么清楚？就是因为大家一提到阳痿，第一反应就是不好意思，然后偷偷地给自己补肾。**其实肾虚只是原因之一，所以盲目补肾后，其他证型的人只会越补越差，越补越痿。**

阳痿不是什么了不起的病，很多时候，调节饮食和心情，甚至可以自愈。回避和盲目补肾都是很傻的办法，先辨证后治疗，阳痿没你们想象中那么难治。

更别去电线杆儿上找小广告啊，切记。

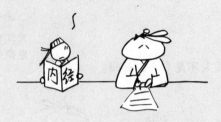

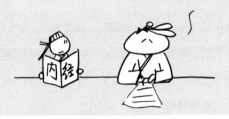

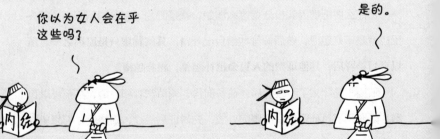

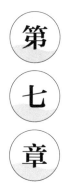

第七章

CHAPTER.07

六腑

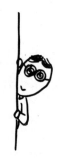

一、胆，居然是六腑之首

小明，你知道五脏六腑中
的六腑是什么吗？

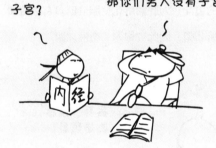

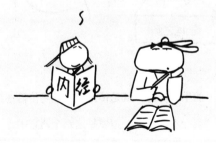

相信确实有很多人都搞不清楚有哪六腑，其实这六位弟兄分别是**胆、胃、小肠、大肠、膀胱和三焦**。前五个比较红，大家都知道，三焦为人比较低调，也不怎么抢戏，所以很多人都不知道。

没关系，后面我们会一个一个地说。

看到排名，让围观群众意外的是，胆居然排在胃之前，为六腑之首，还被称为"奇恒之腑"。

那是因为胆里藏的胆汁，为肝精所化，胆同时具有脏藏精、腑传化的特质，似脏非脏，似腑非腑，因此被称为"奇恒之腑"。

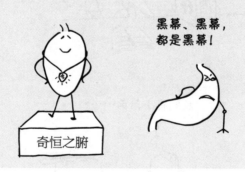

黑幕、黑幕，
都是黑幕！

奇恒之腑

六腑有个统一的生理功能，就是传化，也就是传输通路。生理特点都是"泻而不藏""实而不能满"。意思是这六个器官中，不能有东西长期停留，即使有东西，也不能过满，否则就会出现积滞。

比如胃，东西吃进来以后，在胃里进行初加工后，就要立刻排送到小肠中。小肠进行二次加工，结束后要立刻再把残渣排送到大肠……在这个过程中，食物不能有停留。

同时也不能过满，如果食物太多，胃消化不了，就会有积食，就会胃胀、胃痛。小肠、大肠也不能太满，否则排泄不干净后，容易出现肠梗阻或者大便干结、便秘。

而胆作为一个独立个体，它的生理功能主要是**贮藏、排泄胆汁和主决断**。

胆汁不是胆分泌的，这点一定要搞清楚。**胆汁是由肝的精气汇聚而成，是肝排泄到胆中，并贮藏于胆囊中的**。

胆汁是否能正常排泄到小肠，参与饮食的消化和吸收，也完全取决于肝的疏泄功能。

所以胆混得好不好全都听肝的。

如果肝的疏泄功能失常，胆汁分泌出现障碍，就会影响脾胃的纳运机能，会出现厌食、腹胀、腹泻等症状。

若湿热蕴结肝胆，导致肝失疏泄，胆汁外溢，浸渍肌肤，则会发为黄疸，出现目黄、身黄、小便黄等症状。

湿热还会产生胆结石，因为胆汁不能正常疏泄至小肠，有部分残留在胆囊中，日子久了，精液被热灼炼为石。

相对于肝气的升发，胆气以降为顺。若胆气上逆，则胆汁上溢，可出现口苦、呕吐黄绿水的症状。

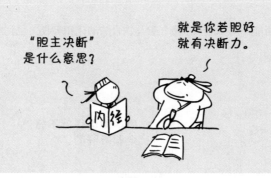

胆主决断，指胆具有对事务进行判断、做出决定的机能。胆的决断能力取决于胆气的强弱——胆气强的，胆子就大，勇敢果断；胆气弱的，胆子就小，犹豫不决。

肝胆互为表里，肝主谋虑，胆主决断，**"肝胆相济，勇敢乃成"**。所谓"肝胆相照"是也。

说到这里，就不得不讲讲胆部的疾病了。胆囊炎和胆结石都是我们常见的胆部多发疾病，尤其是急性胆囊炎发作时，人会疼得死去活来。

具体症状为右胁以及胃脘部位疼痛，而且是胀痛，拒按。进食后会加重症状，并伴有恶心呕吐，口苦口干，发热恶寒，大便秘结，小便色黄等。同时舌质红，舌苔黄厚腻。

急性胆囊炎多为胆结石的并发症，所以有胆结石的人要特别留意炎症的发生，少吃油腻食物，少吃酒肉。

推荐两款比较常用的治疗胆囊炎和胆结石的中成药，以备你们急用。**如果条件允许，病情严重时还请尽量到医院治疗，以免贻误病情。**

（一）胰胆炎合剂

胰胆炎合剂由柴胡、蒲公英、败酱草、黄芩、赤芍、枳实、厚朴、法半夏、大黄、甘草组成。

功效为清泻肝胆湿热。可用于急性胰腺炎、急性胆囊炎、慢性胆囊炎急性发作等。

使用前，务必仔细阅读药品说明书，或在医生指导下用药。

注意事项：

1. 由于组方中寒凉的药物很多，久服必然伤胃，所以一定中病即止，切勿伤到胃气。

2. 发病期间，饮食一定要清淡可口，不宜生冷油腻，或者过饱。

3. 此药除了药性寒凉以外，还有明显的泻下作用，所以婴幼儿、孕妇、哺乳期妇女和月经期间禁服。

（二）胆石通胶囊

胆石通胶囊由蒲公英、水线草、茵陈、金钱草、溪黄草、枳壳、柴胡、大黄、黄芩、鹅胆干膏粉组成。

功效为清热利湿，利胆排石。用于肝胆湿热引起的胆石症、胆囊炎和胆道炎。

使用前，务必仔细阅读药品说明书，或在医生指导下用药。

注意事项：

1. 由于组方中寒凉的药物很多，久服必然伤胃，所以一定中病即止，切勿伤到胃气。

2. 发病期间，饮食一定要清淡可口，不宜吃生冷油腻，或者过饱。如果是胆石症或者急性胆囊炎，还需禁食。

3. 孕妇禁服，严重消化道溃疡、心脏病及重症肌无力者禁服。

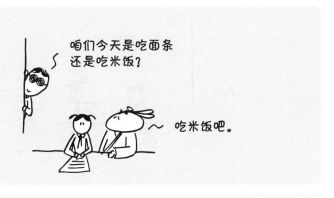

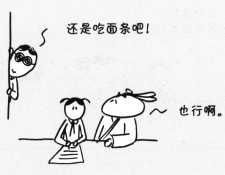

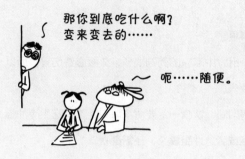

那你到底吃什么啊？
变来变去的……

呃……随便。

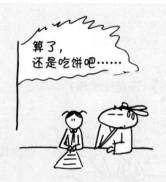

算了，
还是吃饼吧……

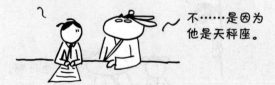

妈咪，爸爸这样，
是不是因为胆不好？

不……是因为
他是天秤座。

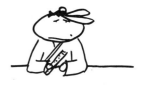

二、胃,你好

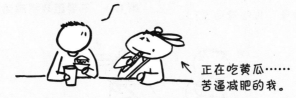

兔子,你整天说胃热、胃气的,
那胃到底是什么东西啊?

正在吃黄瓜……
苦逼减肥的我。

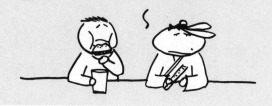

不过想想也是，活到这把岁数，有多少人能把五脏六腑、七情六欲说全呢？我们常常说世界那么大，我想去看看；可是身体这么小，我们却有很多的不明白。

因为我们只顾着往外看了，而忘记了往内看。

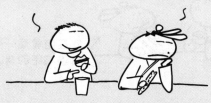

下面我们就来好好说说胃。

胃和脾同属中焦，在身体的中部，而且五行皆为土，**"以膜相连"**，所以我们常常说脾胃脾胃。

胃分为上、中、下三个部分，胃的上部叫上脘，中部叫中脘，下部叫下脘。上脘有贲门，和食道相连；下脘有幽门，和小肠相连。这两个门就是食物进出胃腑的通道。

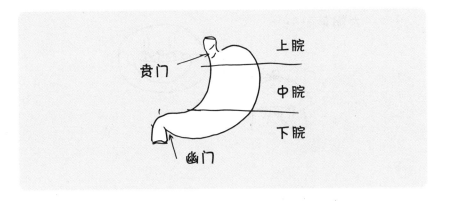

胃的主要生理机能是受纳和腐熟水谷，也就是说，接受食物并把食物腐化，所以胃的**生理特性就是胃气要下降和喜润恶燥。**

胃气下降才可以让食物向下走，顺利地到达小肠。喜润指的可不是喜欢水湿凝聚，而是指要有充足的胃液，好帮助食物腐化。

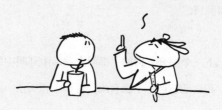

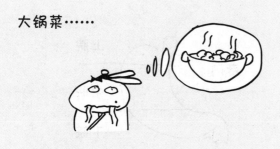

先讲一下胃的受纳和腐熟功能。

如果我们整个身体就是一个大单位的话，胃就好像是单位的食堂，受纳就是采购食物，腐熟就是把食物烧熟。

整个身体的营养供给全部来自这个食堂，包括精、气、血液、津液的化生。所以胃又叫**"水谷气血之海"**，虽为后勤部门，其实地位崇高。而对食堂来说，菜品的采购是关键，厨师水平再高，没有东西下锅，厨师也表示很为难啊。

　　所以吃很重要，吃多吃少很重要，吃什么很重要。

　　好了，采购环节过后就是烧饭。腐熟就是把吃进来的食物初步消化变成食糜。这时胃液好比给菜里加点儿水、油，胃气好比是炉火。**所以胃气弱的人，吃的东西就难以消化，胃液少也就是胃阴不足的人，就会胃口不好，吃不下东西，因为干炖很难受啊。**

　　只有胃阴充足，胃气强健，才能顺利地把食物化为食糜，第一批水谷精微先供给脾，由脾转输至全身。剩下的有待进一步消化的食糜，直接被胃气推动，下传到小肠进行二次加工。

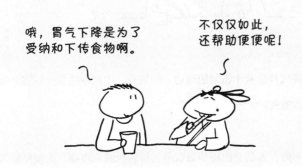

　　胃气就好像是单位的警卫。从食物采购进门，胃气就一直紧紧地盯着它们。当这些食物在胃里进行初加工变成食糜后，胃气会把食糜送到小肠二次加工。小肠的程序走完，胃气就继续很负责地把剩下的残渣送到大肠，进行三次加工。

大肠做完最后一道水谷精微和糟粕的分离之后，胃气就帮着大肠一起，把食物糟粕，也就是便便排出体外。

哦耶，收工！

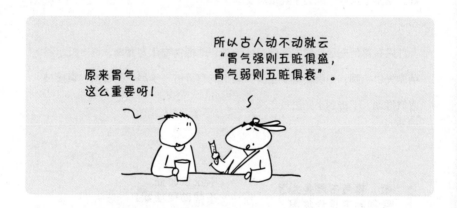

胃气降和脾气升是两个相对的运动。脾气升，则水谷精微可以得到输布；胃气降，食糜糟粕才能得以下传。

所以**胃气不降，人就会出现纳呆脘闷、胃脘胀满或疼痛、大便秘结等症。若胃气不降反逆，则会出现恶心、呕吐、呃逆、嗳气、口臭等症。**

另外，由于脾胃居于身体的中央，脾胃是气机升降的枢纽，因此**胃气**

降，心肺之气才有下降的通路。胃气不降，则会影响心火和肺气的下降，这时不但会出现腹胀、便秘，还会伴有心烦，失眠，口舌生疮，牙龈、咽喉肿痛等症状。

胃气是一身之气的来源，在临床治疗中，要特别注意**"勿伤胃气"**，否则受纳功能失常，百药难施。

现在你们知道胃有多重要了吧，它是我们人体的能量站，是我们的大后方。不要轻易地损伤它了，按时吃饭、好好吃饭，不要过食冷饮肥腻。食堂搞好了，是全体员工最大的福利啊。

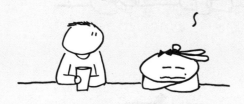

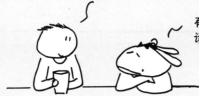

再说，一个合适的
旅伴也很重要。

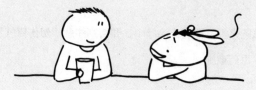

所以我没有出去玩
归根结底的原因就是——

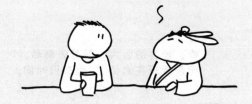

穷

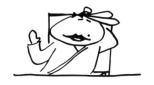

三、大肠包小肠，听起来就好好吃啊！

大肠包小肠？
师傅，我们今天吃这个吗？

只怕你吃不下。

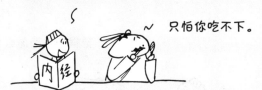

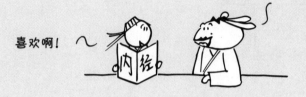

台湾大脸鸡排你喜欢吗？

喜欢啊！

那卤肉饭呢？

也喜欢！

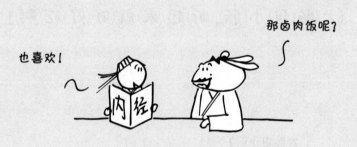

觉得担仔面怎么样？

喜欢喜欢！

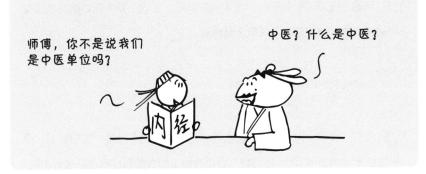

好吧，先深深地咽下满满的口水，平复一下波涛汹涌的心情，回归正题……聊聊我们自己的大小肠。

上次讲胃的时候我们说了，**小肠的上口是与胃的下口——幽门连接的。而它的下口呢？又与大肠在阑门相连。**

简单地说，它起始于幽门，终于阑门，是一段非常长的，蜿蜒迂回叠积的管状器官。

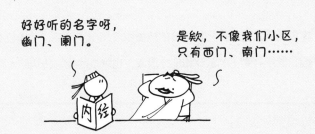

小肠一般来说有多长呢？有 4 ~ 6 米吧。它的主要生理功能就是**接受和消化食物、泌别清浊、吸收大量津液**。

先来说说它的受盛化物的功能。

我们的食物，先是由食管进入胃里，胃对食物进行第一次初加工，第一次的水谷精微的吸收。然后**胃气会把初加工的食糜通过幽门排送到小肠**。

小肠接收到这些食糜后，表示很满意，然后招呼自己的小兄弟胆囊和胰腺，赶紧送来有助于消化的胆汁和胰液，对这些食糜进行二次加工。

小肠同学估计是处女座的，看到水谷精微和糟粕混在一起，就很糟心。所以它会让食物在自己这里停留的时间久一点，慢慢地、不厌其烦地做好精微物质和渣滓的区分工作。

这个工作就叫作"泌别清浊"。 它会把好东西，也就是水谷精微和津液等营养物质先挑出来，交给在一旁等着的快递员脾。脾接到货以后，以迅雷不及掩耳之势，把这些好东西输布给全身的各个脏腑器官。

等小肠认为自己已经把所有的精微物质挑出了以后，才能放心地和胃气一起，继续将剩下的渣滓和部分津液，也就是浊物，传送给大肠。

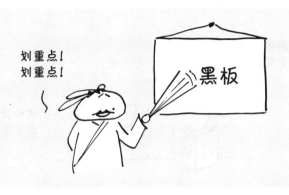

小肠有个非常重要的功能就是对津液的吸收。虽然我们前面讲了，它吸收的津液和水谷精微都给了脾，但是其中一部分的津液是由三焦下渗到膀胱的。

也就是说，不是喝进去的水都能化作营养物质，很大一部分是由小肠给了膀胱，变成了尿液。

你们不要以为这个工作很简单，其实它是个正儿八经的技术活。如果尿液分得少了，液体都跟着糟粕到了大肠，我们的大便就会很稀，甚至腹泻。

可是如果尿液太多，那边糟粕里又会太干，大肠表示想要做成条形好看的大便，很困难……

所以说分配的比例很重要，小肠的工作做好了，才能让精微与糟粕各走其道，我们的二便才会正常。不要简单地以为人家只管着自己吃好东西，其实人家是幕后英雄好吧。

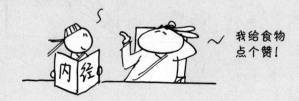

就是小肠太长了，
食物走完它，估计得有一万步吧！

我给食物
点个赞！

小肠工作完，就轮到大肠了。大肠的上端和小肠在阑门交接，下端和肛门连接。也是一个管腔性器官，同样是呈回环叠积状。大肠比小肠短一些，大概为 1.5 米。

大肠主要负责什么工作的呢？它是产屎官……对不起，这个职称可能有点儿不雅，但是非常确切。

说得文化一些，就是它负责传化糟粕和吸收津液。

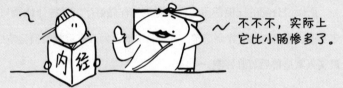

听起来好像和小肠干
的事情差不多嘛……

不不不，实际上
它比小肠惨多了。

食糜到达小肠那里的时候，都还是营养丰盛的补品，随便让小肠各种吸啊收啊快活啊……可是等到小肠享用完之后，这些香喷喷的食糜就不再是好东西了，而变成了糟粕。

大肠同学默默地接过这些残羹剩饭，不计较个人得失地做好最后一道处理工作。就是再次从这些糟粕中吸取水谷精微和津液，交给脾，让脾气传送出去。

然后，确定剩下的都是垃圾，真的没有一点儿好东西的时候，大肠就开始利用传统工艺，进行便便的制作加工了……大肠真的是个手艺人。

一个好的便便，它的干稀一定要适度，既要保证成色，也要保证质感——过烂或者过干，都不是好品质。这个就对大肠的加工工艺提出了极高的要求，在最后一个阶段，对津液的吸收一定要恰到好处。

然而，真正能做到这样好手艺的大肠并不多。有些大肠对津液吸收功能失常，而导致津液在糟粕中停留过多，这样生产出的便便，就会很稀烂。

有些大肠自身就有实热，过分地吸收和消耗了糟粕中的津液，导致了大肠内部津亏肠燥，糟粕就被炼为坚硬的粪球，要么排不出，要么排出时像羊屎豆。

除此之外，大肠想要把便便顺利排出体外，还需要胃气和肺气的推动。**胃气有下降的特性，食物一直都是靠胃气的下降功能，才从胃一路走到**

大肠。

而肺气之所以对大肠有作用，一方面是因为肺与大肠相表里，两人是一家的。另外，**肺气有肃降的功能，也是帮大便排出的重要推动力。**

因此，不管是胃气也好，肺气也好，只要是气虚气逆，都有可能引起便秘。

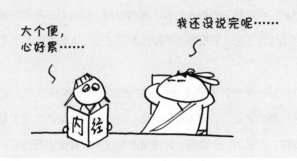

在最后这个关头，还有个重要的角色，那就是肾。肾有固摄作用，可以控制我们的大便。比如，当我们在想大便而找不到厕所的时候，就是靠肾气稳稳地控制住自己，不会把便便拉在裤子里。

但如果是肾虚，肾的固摄作用就会比较弱，想大便的时候控制不住，结果就很尴尬了。所以很多五更泻的人，或者一有便意就要立刻解决，绝不能在线等的人，多半都是肾虚寒。

大肠和小肠同志，常年坚守在生产一线，默默地做着吸收和传化的工作。不争锋夺利，不抢脾胃的风头。

尤其是大肠，我们经常因为便秘而对它百般抱怨，其实今天看完文章，你们就该知道，它只是生产线上的工人而已，主管部门不给力，它也没有办法啊。

大肠和小肠——不应该被我们忽略的好同志。

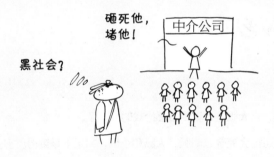

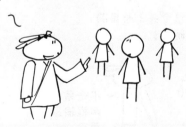

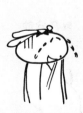

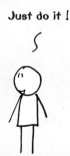

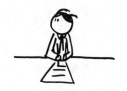

四、戏太多的膀胱

说到膀胱，它大概是六腑中最会抢戏的一个了。

我们平时可能会完全忽略胆、大肠和小肠，如果不是饿得厉害，也很少想到胃。但是膀胱真的是每两三个小时就出来刷一次存在感啊。

哼，心情好，我几分钟就会出来闹一次！

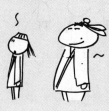

啊？这个头上长角的就是膀胱？

～不是角，是两根输尿管而已。

膀胱长得特别像一个杏仁，长期蛰居在我们的下腹部，在肾的下面，是一个中空的囊状器官。头上的两根小辫儿其实就是输尿管，连接着肾。

它的下面有个开口，叫尿道口，开口于前阴。

如果说脾胃是对表亲，肝胆是对表亲的话，膀胱的表亲就是很牛的肾。肾作为人体精气之本，地位很高，所以给它表亲膀胱加了好多戏。

不管是我们水喝多了，还是汤喝多了，抑或冷了、怕了、笑了，膀胱都会以想尿尿、冷尿了、吓尿了、笑尿了等各种形式出场。

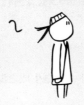
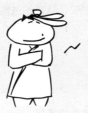

那电影宣传里的"全程无尿点"是什么意思啊？

就是电影好看到连你的膀胱都看呆了。

那膀胱的主要生理功能是什么呢？有两个：第一个是汇聚水液；第二个是贮存和排泄尿液。

人体的津液通过肺、脾、肾等脏腑的作用，清液被输布到全身的脏腑、形体、官窍，发挥各种正能量的作用。浊液呢，就被排送到了膀胱。

另外，胃、小肠、大肠中的部分津液由脾吸收以后，会有一些经过六腑三焦下渗到膀胱里。

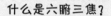

什么是六腑三焦？

这个下次讲到三焦的时候你就知道了。

意思就是尿液不仅仅是从肾通过输尿管给膀胱的，还有一些津液是从三焦排送给膀胱的。

这些就成了尿液的生成之源。但是请记住，**只是生成之源而已，并不是膀胱里所有的水液都变成了尿。**

人体是非常节俭的，什么好东西都不能被浪费。膀胱中的水液也是一样，肯定会有些清液混合在浊液里。

所以在被尿掉之前，**肾气和膀胱之气还会联合做一次清液的蒸腾分离**

工作，肾气就好像是火，把膀胱中的清液蒸发出来，输送给脾，其他剩下的，才是尿液。

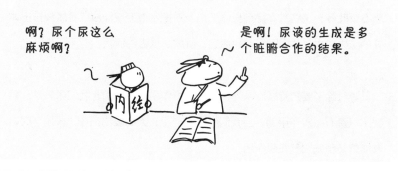

啊？尿个尿这么麻烦啊？

是啊！尿液的生成是多个脏腑合作的结果。

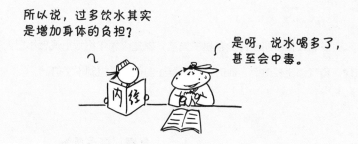

所以说，过多饮水其实是增加身体的负担？

是呀，说水喝多了，甚至会中毒。

为什么会水中毒？就是因为尿液的生成是需要多个脏腑合作完成的一项工作，肺行水、脾运化水饮、肾主水、肝主疏泄，喝点儿水进来，这些脏腑都得跟在后面忙半天。

所以在尿液的整个生产过程中，身体会耗用很多能量。如果是长期饮水过多，身体的能量就会消耗很大，**甚至会因为来不及消化吸收代谢或者脏腑功能发挥失常，而导致水肿。**

慢性的水中毒，常有的症状就是**浑身无力、嗜睡、水肿、体重增加、恶心呕吐等，**这些其实都是身体无法及时把水液变成汗液或者尿液排出体外的结果。也就是中医里说的脾虚、肾虚、气虚的症状。

肾气除了要蒸腾尿液以外，它的固摄作用还可以防止我们尿失禁。膀胱之气是有激发作用的，当我们坐在马桶上，大脑发出指令"尿尿"时，其实就是膀胱之气在起作用。

而当我们想小便，却因为找不到厕所不得不憋尿时，起作用的就是肾的固摄作用了。

很多老人和小朋友特别容易尿失禁，就是因为年纪太小或者年纪大的时候，肾气都比较虚弱，此时肾的固摄能力很差，控制不了自己。

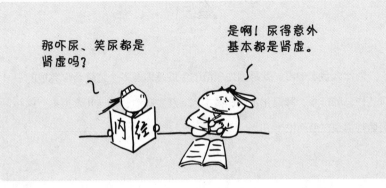

那吓尿、笑尿都是肾虚吗？

是啊！尿得意外基本都是肾虚。

如果膀胱之气的激发作用和肾气的固摄作用配合失调，则会出现小便不利或者是癃闭，也就是尿得不畅、尿不出来，或者是小便反多。这时候可以吃点儿肾气丸。**肾气丸的功效为补肾助阳，化生肾气**。主治肾阳气不足。症见腰痛腿软、身半以下常有冷感，小便不利，或者小便反多，入夜尤甚，阳痿早泄，舌淡而胖，脉虚弱沉细。

如果是尿频、尿急、尿痛呢，则多半是膀胱炎了，也就是热蕴膀胱导致的膀胱有热。用白茅根煮水喝效果很好。

用鲜白茅根一斤，切细，用四大碗水煮一沸，然后移至炉旁，等候数十分钟，看其茅根是否沉底。若没有，就再煮一沸，然后移至炉旁，再次观察。等茅根皆沉水底，汤即成。去渣温服多半杯，日服 5 ~ 6 次，夜服 2 ~ 3 次，使药力相继，一天之后，小便自利。（《医学衷中参西录》）

白茅根性微凉，味甘而淡。白茅根汤的功效为治阴虚不能化阳，小便不利，或有湿热壅滞，以致小便不利，积成水肿。

了解到膀胱的生理特性，我们就可以知道，很多时候尿尿的问题，并不是膀胱自己的问题，而是其他脏腑造成的。可怜的膀胱，只是躺枪了而已。

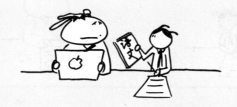

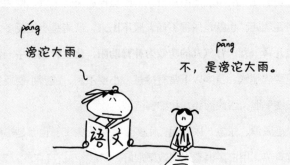

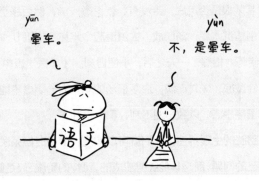

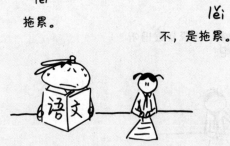

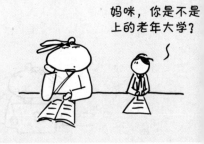

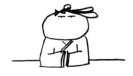

五、三焦，你是哪个单位的？有介绍信吗？

三焦是谁啊？听都没听说过。就好像一个写八卦的娱记，报道了一个18线的女明星的一天……她是哪一位啊？谁认识她？谁要看啊？

而且还长得不咋的。

确实是的，三焦，作为六腑的一员，10个人里有没有一个人知道它都是问题。一听这个名字就没有大肠、小肠那么接地气，也没有胃、胆那么磅礴大气，膀胱这个名字多少还有点儿重口味，三焦……只能呵呵了。

但是，不管怎样，三焦都实实在在是六腑中的一员。它非常低调，像一颗永不生锈的螺丝钉，在自己的岗位上默默地奉献。所以，今天，就请让我，给它正名！——它确实也没太大的用，好了，讲完，收工！

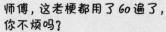

师傅，这老梗都用了60遍了，你不烦吗？

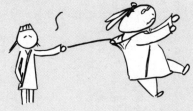

我只是想走心地偷个懒而已……

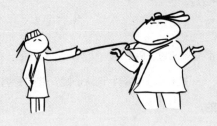

　　三焦有什么好讲的呢？作为六腑来说，它不就是一个长在腹腔中奇奇怪怪的东西嘛！人家胆、胃、大肠、小肠、膀胱，都是像模像样的容器，只有这个三焦，大概就是由肠系膜、大小网膜、淋巴管道等组织组成的一个不像东西的组织。

　　这些组织填充于腹腔脏腑之间，能通透津液，是津液从胃肠渗入膀胱的通道。

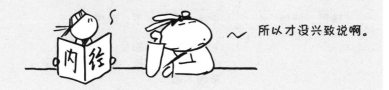

它的生理机能就是疏通水道，运行津液。津液自胃、肠经三焦下渗到膀胱，三焦水道通畅，津液才能源源不断地渗入膀胱，成为尿液之源。

可是，我们平时看的中医书里，到处都有讲到三焦啊，什么**"上焦如雾，中焦如沤，下焦如渎"**。还有什么上焦有热，下焦有寒之类的。那这些三焦到底是什么呢？

这些三焦，确实也是三焦，但不是六腑实体中的三焦，而是部位三焦。

也就是说，古中医用三焦把人体分为了上、中、下三个部分，**这个三焦的概念是个大的概念，包含了上至头，下至足的整个人体。**

来看下划分图。因为有很多不同版本，这里为了避免争论，就用现在中医药大学教材《中医基础理论》里的划分作为图解。

人体三焦划分图解

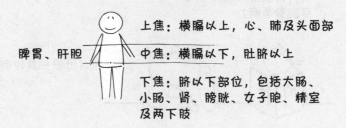

脾胃、肝胆

上焦：横膈以上，心、肺及头面部

中焦：横膈以下，肚脐以上

下焦：脐以下部位，包括大肠、小肠、肾、膀胱、女子胞、精室及两下肢

《难经》讲三焦"主持诸气"，意思就是上、中、下三焦是一身之气上下运行的通道。

而气的运行和津液的运行是相互关联的。津液的运行赖于气的推动——气能行津，而气又依附于津液而存在——津能载气。

总体来说，部位三焦的工作就是负责整个人体的气机和津液的运行。

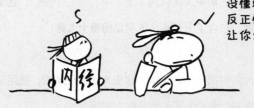

说了半天，还是没懂。

没懂就没懂吧，反正懂了也不能让你生活得更好。

讲到这里，六腑就全部讲完了。可是，我却陷入了深深的沉思——我们活到现在，有多少人知道五脏六腑是哪些呢？但是我们讲起明星八卦，却头头是道。

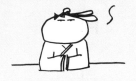

你们有没有想过为什么？
有没有深刻反思过？

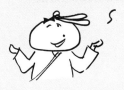

因为五脏六腑很枯燥很难记啊，
哪有八卦好玩呀！

所以不知道五脏六腑很正常。我去看八卦了，我必须确认一下那几对 CP 到底离婚没。他们真是让我操碎了心。

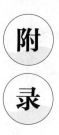

附

录

九种体质的辨证及调理方法

中医体质判定标准 中华中医药学会

☆中医体质分类与判定标准（中华中医药学会颁布）

2009年4月9日，《中医体质分类与判定》标准正式发布，该标准是我国第一部指导和规范中医体质研究及应用的文件，旨在为体质辨识及与中医体质相关疾病的防治、养生保健、健康管理提供依据，使体质分类科学化、规范化。

《中医体质分类及判定》标准制定工作2006年6月正式启动，由国家中医药管理局主管，中华中医药学会体质分会编制完成。标准共分为范围、术语和定义、中医体质9种基本分类和特征、中医体质分类的判定、附录（中医体质分类和判定表）5个部分。中医体质学者根据人体形态结构、生理功能、心理特点及反应状态，对人体体质进行了分类，制定出中医体质量表及《中医体质分类与判定》标准。该标准应用了中医体质学、遗传学、流行病学、心理测量学、数理统计学等多学科交叉的方法，经中医体质专家、临床专家、流行病学专家多次讨论论证而建立，并在全国范围内进行了 21948 例流行病学调查，显示出良好的适应性、可行性。

该标准将体质分为平和质、气虚质、阳虚质、阴虚质、痰湿质、湿热质、血瘀质、气郁质、特禀质九个类型，应用了流行病学、免疫学、分子生物学、遗传学、数理统计学等多学科交叉的方法，是经中医临床专家、流行病学专家、体质专家多次论证而建立的体质辨识的标准化工具，并在国家 973 计划"基于因人制宜思想的中医体质理论基础研究"课题中得到进一步完善。

通过 21948 例流行病学调查，该标准具有指导性、普遍性及可参照性，适用于从事中医体质研究的中医临床医生、科研人员及相关管理人员，并可作为临床实践、判定规范及质量评定的重要参考依据。该标准曾在多家"治未病"中心及中医药科研单位以及 26 个省、直辖市、自治区（包括香港特别行政区、台湾地区等）试用。

☆中医体质量表及《中医体质分类与判定》标准

该标准将体质分为平和质、气虚质、阳虚质、阴虚质、痰湿质、湿热质、血瘀质、气郁质、特禀质九个类型。

（一）中医体质分类与判定

1. 平和质（A 型）

总体特征：阴阳气血调和，以体态适中、面色红润、精力充沛等为主要特征。

形体特征：体形匀称健壮。

常见表现：面色、肤色润泽，头发稠密有光泽，目光有神，鼻色明润，嗅觉通利，唇色红润，不易疲劳，精力充沛，耐受寒热，睡眠良好，胃纳佳，二便正常，舌色淡红，苔薄白，脉和缓有力。

心理特征：性格随和开朗。

发病倾向：平素患病较少。

对外界环境适应能力：对自然环境和社会环境适应能力较强。

2. 气虚质（B型）

总体特征：元气不足，以疲乏、气短、自汗等气虚表现为主要特征。

形体特征：肌肉松软不实。

常见表现：平素语音低弱，气短懒言，容易疲乏，精神不振，易出汗，舌淡红，舌边有齿痕，脉弱。

心理特征：性格内向，不喜冒险。

发病倾向：易患感冒、内脏下垂等病；病后康复缓慢。

对外界环境适应能力：不耐受风、寒、暑、湿邪。

3. 阳虚质（C型）

总体特征：阳气不足，以畏寒怕冷、手足不温等虚寒表现为主要特征。

形体特征：肌肉松软不实。

常见表现：平素畏冷，手足不温，喜热饮食，精神不振，舌淡胖嫩，脉沉迟。

心理特征：性格多沉静、内向。

发病倾向：易患痰饮、肿胀、泄泻等病；感邪易从寒化。

对外界环境适应能力：耐夏不耐冬；易感风、寒、湿邪。

4. 阴虚质（D 型）

总体特征：阴液亏少，以口燥咽干、手足心热等虚热表现为主要特征。

形体特征：体形偏瘦。

常见表现：手足心热，口燥咽干，鼻微干，喜冷饮，大便干燥，舌红少津，脉细数。

心理特征：性情急躁，外向好动，活泼。

发病倾向：易患虚劳、失精、不寐等病；感邪易从热化。

对外界环境适应能力：耐冬不耐夏；不耐受暑、热、燥邪。

5. 痰湿质（E 型）

总体特征：痰湿凝聚，以形体肥胖、腹部肥满、口黏苔腻等痰湿表现为主要特征。

形体特征：体形肥胖，腹部肥满松软。

常见表现：面部皮肤油脂较多，多汗且黏，胸闷，痰多，口黏腻或甜，喜食肥甘甜黏，苔腻，脉滑。

心理特征：性格偏温和、稳重，多善于忍耐。

发病倾向：易患消渴、中风、胸痹等病。

对外界环境适应能力：对梅雨季节及湿重环境适应能力差。

6. 湿热质（F 型）

总体特征：湿热内蕴，以面垢油光、口苦、苔黄腻等湿热表现为主要特征。

形体特征：形体中等或偏瘦。

常见表现：面垢油光，易生痤疮，口苦口干，身重困倦，大便黏滞不畅或燥结，小便短黄，男性易阴囊潮湿，女性易带下增多，舌质偏红，苔黄腻，脉滑数。

心理特征：容易心烦急躁。

发病倾向：易患疮疖、黄疸、热淋等病。

对外界环境适应能力：对夏末秋初湿热气候，湿重或气温偏高环境较难适应。

7. 血瘀质（G型）

总体特征：血行不畅，以肤色晦暗、舌质紫黯等血瘀表现为主要特征。

形体特征：胖瘦均见。

常见表现：肤色晦暗，色素沉着，容易出现瘀斑，口唇黯淡，舌暗或有瘀点，舌下络脉紫黯或增粗，脉涩。

心理特征：易烦，健忘。

发病倾向：易患症瘕及痛证、血证等。

对外界环境适应能力：不耐受寒邪。

8. 气郁质（H型）

总体特征：气机郁滞，以神情抑郁、忧虑脆弱等气郁表现为主要特征。

形体特征：形体瘦者为多。

常见表现：神情抑郁，情感脆弱，烦闷不乐，舌淡红，苔薄白，脉弦。

心理特征：性格内向，情绪不稳定，敏感多虑。

发病倾向：易患脏躁、梅核气、百合病及郁证等。

对外界环境适应能力：对精神刺激适应能力较差；不适应阴雨天气。

9. 特禀质（I型）

总体特征：先天失常，以生理缺陷、过敏反应等为主要特征。

形体特征：过敏体质者一般无特殊；先天禀赋异常者或有畸形，或有生理缺陷。

常见表现：过敏体质者常见哮喘、风团、咽痒、鼻塞、喷嚏等；患遗传性疾病者有垂直遗传、先天性、家族性特征；患胎传性疾病者具有母体影响胎儿个体生长发育及相关疾病特征。

心理特征：随禀质不同情况各异。

发病倾向：过敏体质者易患哮喘、荨麻疹、花粉症及药物过敏等；遗传性疾病如血友病、先天愚型等；胎传性疾病如五迟（立迟、行迟、发迟、齿迟和语迟）、五软（头项软、手软、足软、肌肉软、口软）、解颅、胎惊等。

对外界环境适应能力：适应能力差，如过敏体质者对易致过敏季节适应能力差，易引发宿疾。

（二）中医体质分类的判定

1. 判定方法

回答《中医体质分类与判定表》中的全部问题，每一问题按 5 级评分，计算原始分及转化分，依标准判定体质类型。

原始分 = 各个条目分值相加

转化分数 =[（原始分 - 条目数）/（条目数 ×4）]×100

2. 判定标准

平和质为正常体质，其他 8 种体质为偏颇体质。判定标准见下页表。

平和质与偏颇体质判定标准表

体质类型	条件	判定结果
平和质	转化分 ≥ 60 分	是
	其他 8 种体质转化分均 < 30 分	
	转化分 ≥ 60 分	基本是
	其他 8 种体质转化分均 < 40 分	
	不满足上述条件者	否
偏颇体质	转化分 ≥ 40 分	是
	转化分 30 ~ 39 分	倾向是
	转化分 < 30 分	否

3. 示例

示例 1：某人各体质类型转化分如下：平和质 75 分，气虚质 56 分，阳虚质 27 分，阴虚质 25 分，痰湿质 12 分，湿热质 15 分，血瘀质 20 分，气郁质 18 分，特禀质 10 分。根据判定标准，虽然平和质转化分 ≥ 60 分，但其他 8 种体质转化分并未全部 <40 分，其中气虚质转化分 ≥ 40 分，故此人不能判定为平和质，应判定为是气虚质。

示例 2：某人各体质类型转化分如下：平和质 75 分，气虚质 16 分，阳虚质 27 分，阴虚质 25 分，痰湿质 32 分，湿热质 25 分，血瘀质 10 分，气郁质 18 分，特禀质 10 分。根据判定标准，平和质转化分 ≥ 60 分，且其他 8 种体质转化分均 <40 分，可判定为基本是平和质，同时，痰湿质转化分在 30 ～ 39 分之间，可判定为痰湿质倾向，故此人最终体质判定结果基本是平和质，有痰湿质倾向。

4. 表格

气虚质

请根据近一年的体验和感觉，回答以下问题	没有 （根本不）	很少 （有一点）	有时 （有些）	经常 （相当）	总是 （非常）
（1）您容易疲乏吗？	1	2	3	4	5
（2）您容易气短（呼吸短促，接不上气）吗？	1	2	3	4	5
（3）您容易心慌吗？	1	2	3	4	5
（4）您容易头晕或站起时晕眩吗？	1	2	3	4	5
（5）您比别人容易患感冒吗？	1	2	3	4	5
（6）您喜欢安静、懒得说话吗？	1	2	3	4	5
（7）您说话声音无力吗？	1	2	3	4	5
（8）您活动量稍大就容易出虚汗吗？	1	2	3	4	5
判断结果：□是　□倾向是　□否					

阴虚质

请根据近一年的体验和感觉，回答以下问题	没有（根本不）	很少（有一点）	有时（有些）	经常（相当）	总是（非常）
（1）您感到手脚心发热吗？	1	2	3	4	5
（2）您感觉身体、脸上发热吗？	1	2	3	4	5
（3）您皮肤或口唇干吗？	1	2	3	4	5
（4）您口唇的颜色比一般人红吗？	1	2	3	4	5
（5）您容易便秘或大便干燥吗？	1	2	3	4	5
（6）您面部潮红或偏红吗？	1	2	3	4	5
（7）您感到眼睛干涩吗？	1	2	3	4	5
（8）您活动量稍大就容易出虚汗吗？	1	2	3	4	5
判断结果：□是　□倾向是　□否					

阳虚质

请根据近一年的体验和感觉，回答以下问题	没有（根本不）	很少（有一点）	有时（有些）	经常（相当）	总是（非常）
（1）您手脚发凉吗？	1	2	3	4	5
（2）您胃脘部、背部或腰膝部怕冷吗？	1	2	3	4	5
（3）您感到怕冷、衣服比别人穿得多吗？	1	2	3	4	5
（4）您比一般人受不了寒冷（冬天的寒冷，夏天的冷空调、电扇等）吗？	1	2	3	4	5
（5）您比别人容易患感冒吗？	1	2	3	4	5
（6）您吃（喝）凉的东西会感到不舒服或者怕吃（喝）凉东西吗？	1	2	3	4	5
（7）您受凉或吃（喝）凉的东西后，容易腹泻（拉肚子）吗？	1	2	3	4	5
判断结果：□是　□倾向是　□否					

痰湿质

请根据近一年的体验和感觉，回答以下问题	没有（根本不）	很少（有一点）	有时（有些）	经常（相当）	总是（非常）
（1）您感到胸闷或腹部胀满吗？	1	2	3	4	5
（2）您感到身体不轻松或不爽快吗？	1	2	3	4	5
（3）您腹部肥满松软吗？	1	2	3	4	5
（4）您有额部油脂分泌多的现象吗？	1	2	3	4	5
（5）您上眼睑比别人肿（轻微隆起的现象）吗？	1	2	3	4	5
（6）您嘴里有黏黏的感觉吗？	1	2	3	4	5
（7）您平时痰多，特别是咽喉部总感到有痰堵着吗？	1	2	3	4	5
（8）您舌苔厚腻或有舌苔厚厚的感觉吗？	1	2	3	4	5

判断结果：□是　□倾向是　□否

湿热质

请根据近一年的体验和感觉，回答以下问题	没有（根本不）	很少（有一点）	有时（有些）	经常（相当）	总是（非常）
（1）您面部或鼻部有油腻感或者油亮发光吗？	1	2	3	4	5
（2）您容易生痤疮或疮疖吗？	1	2	3	4	5
（3）您感到口苦或嘴里有异味吗？	1	2	3	4	5
（4）您有大便黏滞不爽、解不尽的感觉吗？	1	2	3	4	5
（5）您小便时尿道有发热感、尿色浓（深）吗？	1	2	3	4	5
（6）您带下色黄（白带颜色发黄）吗？（限女性回答）	1	2	3	4	5
（7）您的阴囊部位潮湿吗？（限男性回答）	1	2	3	4	5

判断结果：□是　□倾向是　□否

血瘀质

请根据近一年的体验和感觉，回答以下问题	没有（根本不）	很少（有一点）	有时（有些）	经常（相当）	总是（非常）
（1）您的皮肤在不知不觉中会出现青紫瘀斑（皮下出血）吗？	1	2	3	4	5
（2）您两颧部有细微红丝吗？	1	2	3	4	5
（3）您身体上有哪里疼痛吗？	1	2	3	4	5
（4）您面色晦暗或容易出现褐斑吗？	1	2	3	4	5
（5）您容易有黑眼圈吗？	1	2	3	4	5
（6）您容易忘事（健忘）吗？	1	2	3	4	5
（7）您口唇颜色偏暗吗？	1	2	3	4	5
判断结果：□是 □倾向是 □否					

特禀质

请根据近一年的体验和感觉，回答以下问题	没有（根本不）	很少（有一点）	有时（有些）	经常（相当）	总是（非常）
（1）您没有感冒时也会打喷嚏吗？	1	2	3	4	5
（2）您没有感冒时也会鼻塞、流鼻涕吗？	1	2	3	4	5
（3）您有因季节变化、温度变化或异味等原因而咳喘的现象吗？	1	2	3	4	5
（4）您容易过敏（对药物、食物、气味、花粉或在季节交替、气候变化时）吗？	1	2	3	4	5
（5）您的皮肤容易起荨麻疹（风团、风疹块、风疙瘩）吗？	1	2	3	4	5
（6）您因过敏出现过紫癜（紫红色瘀点、瘀斑）吗？	1	2	3	4	5
（7）您的皮肤一抓就红，并出现抓痕吗？	1	2	3	4	5
判断结果：□是 □倾向是 □否					

平和质

请根据近一年的体验和感觉，回答以下问题	没有（根本不）	很少（有一点）	有时（有些）	经常（相当）	总是（非常）
（1）您精力充沛吗？	1	2	3	4	5
（2）您容易疲乏吗？★	1	2	3	4	5
（3）您说话声音无力吗？★	1	2	3	4	5
（4）您感到闷闷不乐吗？★	1	2	3	4	5
（5）您比一般人耐受不了寒冷★（冬天的寒冷，夏天的冷空调、电扇）吗？	1	2	3	4	5
（6）您能适应外界自然和社会环境的变化吗？	1	2	3	4	5
（7）您容易失眠吗？★	1	2	3	4	5
（8）您容易忘事（健忘）吗？★	1	2	3	4	5
判断结果：□是 □倾向是 □否					

气郁质

请根据近一年的体验和感觉，回答以下问题	没有（根本不）	很少（有一点）	有时（有些）	经常（相当）	总是（非常）
（1）您感到闷闷不乐吗？	1	2	3	4	5
（2）您容易精神紧张、焦虑不安吗？	1	2	3	4	5
（3）您多愁善感、感情脆弱吗？	1	2	3	4	5
（4）您容易感到害怕或受到惊吓吗？	1	2	3	4	5
（5）您胁肋部或乳房胀痛吗？	1	2	3	4	5
（6）您会无缘无故叹气吗？	1	2	3	4	5
（7）您咽喉部有异物感，且吐之不出、咽之不下吗？	1	2	3	4	5
判断结果：□是 □倾向是 □否					

（注：标有★的条目需先逆向计分，即：1→5，2→4，3→3，4→2，5→1，再用公式转化分。）

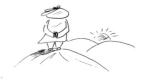

体质调理方药推荐

个人体质的形成，和常年的生活环境、饮食习惯、作息时间、疾病情况密不可分，确实很难在短期内就调整至平和状态。但是不管什么样的体质，中医都可以从日常养生和疾病治疗两个方面进行调理，会在很大程度上改善体质的状况，避免病痛。

下面根据各体质的特征，推荐一些相关用药，仅供参考。如果不会辨证，务必在医生指导下用药。另外再好的药物也只能缓一时之急，长远来看，养成好的生活、饮食习惯，才是最好的养生之道。

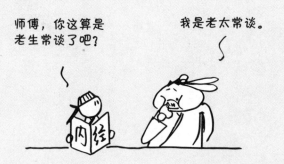

师傅，你这算是
老生常谈了吧？

我是老太常谈。

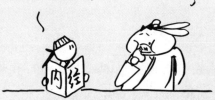

这些药能长期服用吗？

人生那么短，钱那么少，
吃那么多药干吗？

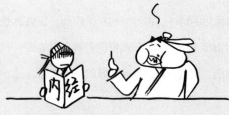

每天差不多来两斤就行了，
少麻少辣，加葱末、蒜末，少放香菜。

（一）气虚体质

推荐用药：

1. 参苓白术丸（中成药）

组方：人参、茯苓、白术（麸炒）、山药、白扁豆（炒）、莲子、薏苡仁（炒）、砂仁、桔梗、甘草。

功效：益气健脾，渗湿止泻。

主治：脾虚夹湿证。症见气短乏力，形体消瘦，胸脘痞闷，饮食不化，肠鸣泄泻，面色萎黄，舌质淡苔白腻，脉虚缓。

服法与用量可参见药品说明书，请仔细辨证后用药。

2. 补中益气丸（中成药）

组方：黄芪（蜜炙）、党参、甘草（蜜炙）、白术（炒）、当归、升麻、柴胡、陈皮、生姜、大枣。

功效：补中益气，升阳举陷。

主治：脾胃气虚证。症见饮食减少，体倦肢软，少气懒言，面色苍白，大便稀薄，脉虚软。

气虚下陷证。症见脱肛，子宫脱垂，久泻，久痢，崩漏，气短乏力，舌淡，脉虚。

气虚发热证。症见身热，自汗，渴喜热饮，气短乏力，舌淡，脉虚大无力。

服法与用量可参见药品说明书，请仔细辨证后用药。

3. 归脾丸（中成药）

组方：党参、白术（炒）、黄芪（炙）、茯苓、远志（制）、酸枣仁（炒）、龙眼肉、当归、木香、大枣（去核）、甘草（炙）。

功效：益气补血，健脾养心。

主治：心脾气血两虚证。症见心悸怔忡，健忘失眠，气短乏力，食少，面色萎黄，舌淡，苔薄白，脉细弱。

脾不统血证。妇女崩漏，月经超前，量多色淡，或淋漓不止，便血，皮下紫癜，舌淡，脉细者。

服法与用量可参见药品说明书，请仔细辨证后用药。

4. 八珍汤

组方：人参10克、白术10克、茯苓10克、当归10克、川芎10克、白芍10克、熟地10克、炙甘草6克（剂量来自《方剂学》，请在医生指导下用药）。

功效：益气补血。

主治：气血两虚证。症见面色萎白或无华，头晕目眩，四肢倦怠，气短懒言，心悸怔忡，饮食减少，舌淡苔薄白，脉细弱或虚大无力。

（二）阴虚体质：

1. 六味地黄丸（中成药）

组方：熟地黄、酒萸肉、牡丹皮、山药、茯苓、泽泻。

功效：填精滋阴补肾。

主治：肾阴精不足证。症见腰膝酸软，头晕目眩，视物昏花，耳鸣耳聋，盗汗，遗精，消渴，骨蒸潮热，手足心热，舌燥咽痛，牙齿动摇，足跟作痛，以及小儿囟门不合，舌红少苔，脉沉细数。

服法与用量可参见药品说明书，请仔细辨证后用药。

2. 左归丸（中成药）

组方：枸杞子、龟板胶、鹿角胶、牛膝、山药、山茱萸、熟地黄、菟丝子。

功效：滋阴补肾，填精益髓。

主治：真阴不足证。症见头晕目眩，腰酸腿软，遗精滑泄，自汗盗汗，口燥舌干，舌红少苔，脉细。

服法与用量可参见药品说明书，请仔细辨证后用药。

（三）阳虚体质

1. 肾气丸（中成药）

组方：肉桂、附子（制）、熟地黄、酒萸肉、牡丹皮、山药、茯苓、泽泻。

功效：补肾助阳，化生肾气。

主治：肾阳气不足证。症见腰痛脚软，半身以下常有冷感，少腹拘急，小便不利，或小便反多，入夜尤甚，阳痿早泄，舌淡而胖，脉虚弱，尺部沉细；以及痰饮，水肿，消渴，脚气，转胞等。

服法与用量可参见药品说明书，请仔细辨证后用药。

2. 右归丸（中成药）

组方：熟地黄、附子（炮附片）、肉桂、山药、山茱萸（酒炙）、菟丝子、鹿角胶、枸杞子、当归、杜仲（盐炒）。

功效：温补肾阳，填精益髓。

主治：肾阳不足，命门火衰证。年老或久病气衰神疲，畏寒肢冷，腰膝软弱，阳痿遗精，或阳衰无子，或饮食减少，大便不实，或小便自遗，舌淡苔白，脉沉而迟。

服法与用量可参见药品说明书，请仔细辨证后用药。

（四）痰湿体质

1.六君子汤

组方：党参9克、白术9克、茯苓9克、炙甘草6克、陈皮3克、半夏4.5克（剂量仅供参考，请在医生指导下用药）。

功效：益气健脾，燥湿化痰。

主治：脾胃气虚兼痰湿证。症见食少便溏，胸脘痞闷，呕逆等。

2.温胆汤

组方：半夏6克、竹茹6克、枳实6克、陈皮9克、炙甘草3克、茯苓9克、生姜5片、大枣1枚（擘）（剂量仅供参考，请在医生指导下用药）。

功效：理气化痰，清胆和胃。

主治：胆胃不和，痰热内扰证。症见胆怯易惊，虚烦不宁，失眠多梦，或呕恶呃逆，或眩晕，或癫痫等，苔腻微黄，脉弦滑。

【注意事项】组方剂量为口服用量，若脾胃虚弱者建议改为泡脚，剂量如下：茯苓30克、半夏6克、竹茹6克、枳实6克、陈皮6克、炙甘草6克（剂量来自罗大伦《图解舌诊》，供参考）。

（五）湿热体质

1.平胃散

组方：苍术12克、厚朴9克、陈皮6克、炙甘草6克、生姜2片、大枣2枚（擘）（剂量来自《方剂学》，请在医生指导下用药）。

功效：燥湿运脾，行气和胃。

主治：湿滞脾胃证。症见脘腹胀满，不思饮食，口淡无味，恶心呕吐，嗳气吞酸，肢体沉重，怠惰嗜卧，常多自利，舌苔白腻而厚，脉缓。

【注意事项】本方中药物辛苦温燥，易耗气伤津，故阴津不足或脾胃虚弱者及孕妇不宜使用。

2．三仁汤

组方：杏仁 15 克、飞滑石 18 克、白通草 6 克、白蔻仁 6 克、竹叶 6 克、厚朴 6 克、生薏苡仁 18 克、半夏 15 克（剂量来自《方剂学》，请在医生指导下用药）。

功效：宣畅气机，清利湿热。

主治：湿温初起或暑温夹湿之湿重于热证。症见头痛恶寒，身重疼痛，肢体倦怠，面色淡黄，胸闷不饥，午后身热，苔白不渴，脉弦细而濡。

3．二妙丸（中成药）

组方：苍术、黄柏。

功效：清热燥湿。

主治：湿热下注证。症见筋骨疼痛，或两足萎软，或足膝红肿疼痛，或湿热带下，或下部湿疮，小便短赤，舌苔黄腻。

服法与用量可参见药品说明书，请仔细辨证后用药。

（六）血瘀体质

1．血府逐瘀汤

组方：桃仁 12 克、红花 9 克、当归 9 克、生地 9 克、川芎 4.5 克、赤芍 6 克、牛膝 9 克、桔梗 4.5 克、柴胡 3 克、枳壳 6 克、甘草 6 克（剂量来自《方剂学》，请在医生指导下用药）。

功效：活血化瘀，行气止痛。

主治：胸中血瘀证。症见胸痛，头痛，日久不愈，痛如针刺而有定处，或呃逆日久不止，或饮水即呛，干呕，或内热督闷，或心悸怔忡，失眠多梦，急躁易怒，入暮潮热，唇暗或两目暗黑，舌质暗红或有瘀斑、瘀点，脉涩或弦紧。

2．桂枝茯苓丸（中成药）

组方：桂枝、茯苓、牡丹皮、赤芍、桃仁。

功效：活血化瘀，缓消症块。

主治：瘀阻胞宫证。症见妇人素有症块，妊娠漏下不止，或胎动不安，血色紫黑晦暗，腹痛拒按，或经闭腹痛，或产后恶露不尽而腹痛拒按者，舌质紫暗或有瘀点，脉沉涩。

服法与用量可参见药品说明书，请仔细辨证后用药。

（七）气郁体质

1．柴胡疏肝散

组方：柴胡6克、陈皮6克、川芎4.5克、香附4.5克、芍药4.5克、枳壳4.5克、甘草2克（剂量来自《方剂学》，请在医生指导下用药）。

功效：疏肝解郁，行气止痛。

主治：肝气郁滞证。症见胁肋胀痛，胸闷喜太息，情志抑郁或易怒，或嗳气，脘腹胀满，脉弦。

【注意事项】本方药性芳香辛燥，不宜久煎；易耗气伤阴，不宜久服；且孕妇慎用。

2．四逆散

组方：炙甘草6克、枳实6克、柴胡6克、芍药6克（剂量来自《方剂学》，请在医生指导下用药）。

功效：透邪解郁，疏肝理脾。

主治：阳郁厥逆证。症见手足不温，或腹痛，或泄利下重，脉弦。

肝脾不和证。症见胁肋胀痛，脘腹疼痛，脉弦。

3．逍遥丸（中成药）

组方：柴胡、当归、白芍、炒白术、茯苓、炙甘草、薄荷、生姜。

功效：疏肝解郁，养血健脾。

主治：肝郁血虚脾弱证。症见两胁作痛，头痛目眩，口燥咽干，神疲食少，或往来寒热，或月经不调，乳房胀痛，脉弦而虚。

服法与用量可参见药品说明书，请仔细辨证后用药。

4．加味逍遥丸（中成药）

组方：柴胡、当归、白芍、白术（麸炒）、茯苓、甘草、牡丹皮、栀子（姜炙）、薄荷。

功效：疏肝清热，健脾养血

主治：肝郁血虚，肝脾不和，两胁胀痛，头晕目眩，倦怠食少，月经不调，脐腹胀痛。

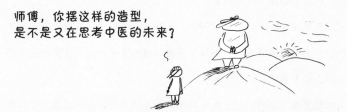

师傅，你摆这样的造型，是不是又在思考中医的未来？

不，我是在想一个人类一直难以破解的难题······
明天中午吃什么？

医案:
调理体质后,治好宝宝的癫痫 读者投稿

懒兔子:

你好。很想和你分享一个医案。

我家孩子两岁半,半年前突然摔倒,去医院检查被认为是癫痫。后来就服药住院,结果不服药还好,自从服了药症状就越来越严重,甚至住院治疗后到出院时,孩子竟然不能自己走路了。

而且住院并没见任何疗效,反而被那群医生认定为难治性癫痫,药物都控制不了了,每天发作二三十次,建议我们去北京考虑手术。

从医院出来我妈吓得连回家的路都找不着了,当时正好接近年关,加上家里人都害怕万一手术失败咋办,毕竟是在头部,所以我们就一直没去北京。

各种偏方土方神婆，基本能找到的、能用上的都用了。

在这期间，孩子每天发作多的有十多次，少的也得三五次，去了好多综合医院、专科医院，4月份你来青岛那几天我们刚好去了南京儿童医院，好不容易在那儿排了两天队住上院，结果住院手续刚办完就被当时的值班医生给赶了出来。

当时还在病房上演了很戏剧化的一幕——我和我妈推着孩子，一个房间里的病人家属围着我们，然后那位医生就大声地跟我们讲着孩子的病情。因为当时孩子出现吃喝呛咳的现象，别说吃药了，吃饭、喝水都困难，一天发作十多次。这位医生就说孩子很可能是神经遗传变性病，如果真是她说的那样，那这孩子就没治了，最终只能靠打鼻饲维持生存……

可以想象我们哭成什么样，周围一片同情可怜的目光，本来信心满满地去，以为是个机会没准能治好，然而却是这种结局。她也建议我们去北京。

从那儿回来，我们就下定决心这次一定要去北京了，也就是在那个时候我开始看了兔子姐的公众号，然后就发现了温胆汤。当时也觉得挺神奇。

后来我们就抱着孩子去了一趟北京儿童医院，结果排队挂号看病后，只换回了一张住院单又回家等床位。来去一趟把孩子累着了，回家发病次数又增多。然而我们在家等了半个多月，还是没信。

无奈之下我只好去药房配了温胆汤和治阴虚的汤药，回家开始给孩子泡脚（但是治阴虚的只喝了一服就没再喝，因为孩子每天要吃的药太多了，实在吃不开，所以就先放下了），当时一天还是发作十多次。

后来因为很多医生给我们推荐的都是北大妇儿，我就干脆买了一个黄牛号，然后我想我自己先去，带着孩子发作的视频和各种检查住院的资料，先找医生看，让医生给开住院单，然后安心回家等住院，反正当时以为孩子这种情况怎么都要住院治疗了。

这大概是 5 月中旬的事，我去北京的时候孩子在家已经用温胆汤开始泡脚，结果我去了北京那天恰好碰到挂号的专家病号爆满，初诊的号一个也不给加，我在那儿白白等了一天，最后差点低血糖。没办法，计划不如变化快，因为当时返程票也都提前买好了，我又辗转 12 个小时回了家。

回家那天刚好温胆汤泡到第八天，本来想着第二天带孩子再去北京，这次去就住那里，不住院就在那儿检查，无论如何是不能再等了。结果还没到家就接到电话，我姥姥去世了，心痛！

这样本来说好我妈陪我一块去的，结果她又去不了了，因为都是临时决定，所以家里人都抽不开身。可是我回家后发现孩子好了很多，然后大家就想要不先缓一缓看看情况再说。

经过各种思想斗争，最后狠了狠心决定继续在家观察一下情况。当时也去了一个中医院找一个老中医给看了，他也给开了一些药，但都是一些维生素、钙片、鱼肝油之类的补药，我们拿回来也吃了几天。

不着急去北京后，我就回老家参加葬礼去了。又过了几天，是孩子用温胆汤泡脚泡到十几天以后，突然有一天我发现，她白天一次都没发作！这是这半年来从没有过的事啊！

天啊，这情况不亚于天上掉下五百万好吗？！自那以后，只要她醒着就不会发作，只有在刚入睡时会发作两次。又过了一周多吧，她居然可以自己走路了！哇呀呀，如来佛祖显神通啊，我们家这是有出头之日了。

这大半年来，我们第一次能安稳地睡个好觉。孩子现在状态越来越好，到目前为止，已经泡脚一个多月了，我还会继续给她泡下去。

每天，我都会闻孩子的口气、看舌苔，然后有时间就跟着兔子姐学中医，希望可以把孩子彻底治愈。也希望有更多的人能因此相信中医，热爱中医，帮助家人脱离病痛，开始新的生活。

通篇看完，我真的心潮澎湃……

看到前面孩子的诊断结果，完全可以想象这个家庭遭受的煎熬与痛苦。全天下的女人各有不同，但是身为妈妈之后，就可以心连心了。

癫痫，即俗称的"羊角风"或"羊痫风"，用西医的解释，就是大脑神经元突发性异常放电，导致短暂的大脑功能障碍的一种慢性疾病。据估计，目前中国有900万左右的癫痫患者，同时每年新增加癫痫患者约40万。在中国，癫痫已经成为神经科仅次于头痛的第二大常见病。

那么癫痫在中医里怎么解释呢？**中医认为癫痫病因主要可以概括为**

痰、风、火、惊四个方面。

"痰"，不是指我们咳嗽的痰，而是身体里的病理产物。风火挟热，蒸腾有形之实痰上逆，蒙蔽心神、壅塞清窍，就会导致人体阴阳一时性的逆乱而发生抽搐，也就是癫痫病的发作。

"风"，指的也不是自然界的风，而是身体内部的肝风。如果机体的气血不和，肝木失养，就容易内动生风。肝风内动就会引起强直、抽搐等癫痫的症状。

"火"，指的也是无形的病理之火，属七情病因范畴之"怒"，如肝火旺盛、怒火伤肝、心火太大，等等，均为癫痫的病因。因此心理压力大，常常生气、急躁易怒的人比较容易诱发癫痫。

"惊"，一是指惊吓，儿童癫痫惊吓者为多；二是指惊恐伤肾，肾为水脏，肾主骨生髓，通于脑。惊恐伤肾后，肾水泛滥反侮脾土，脾受到影响，不能将水谷精微运化输布于四肢脏腑，使其停留瘀滞于经脉之间，日久生痰，给癫痫发作埋下祸根。

所以针对以上，**中医对于癫痫的疗法一般以定痫熄风、平肝泻火、豁痰开窍、培土制水为主要治疗方法。**

以前我们学校就有一个小孩儿是"羊角风"，我们总是嘲笑他……

我们这辈子对别人做过很多过分的事情。

都是源于无知。

由于作者没有描述孩子的具体情况，所以无法判断孩子的病因。但是从用了温胆汤效果显著，可以反推出孩子的癫痫应该源于"痰"。痰浊、痰聚是癫痫最常见的原因，因此古有"无痰不作痫""痰湿生怪病"等说法。

温胆汤是除痰湿的常用方，它到底能治多少病我完全不知道，因为收到治愈的医案简直五花八门。但终其一点，只要是痰湿引起的疾病，用了温胆汤都会有效。

温胆汤理气化痰，清胆和胃。主治胆胃不和，痰热内扰证。症见胆怯易惊、虚烦不宁、失眠多梦、呕恶呃逆、眩晕、癫痫等。苔腻微黄，脉弦滑。

所以癫痫本身不是病源，而是症状。痰湿体质也是根本。温胆汤也不是治疗癫痫的方子，它是调整体质的，一旦体质恢复正常，很多病证不治而愈啊。

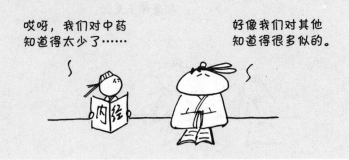

哎呀，我们对中药
知道得太少了……

好像我们对其他
知道得很多似的。

　　不过，虽然温胆汤可以燥湿化痰，但痰湿形成的根本还是脾肾二脏。因此在除痰之后，首要的任务还是补益脾肾之气，可以用六君子汤、补中益气汤、肾气丸或归脾汤善后。只有从根本改善脏腑的功能，才能彻底改变痰湿的体质，不再被"怪病"困扰。

这本关于五脏六腑基础知识的书之所以能顺利完成，得益于中国中医药出版社的大力支持，因为书中的很多概念性定义都参考了该社出版的《中医基础理论》。这本书是全国高等中医药院校规划教材，也是我的枕边书，里面涉及了几乎所有中医基础知识，非常值得深入研究和学习。相信我，基础知识一定是你打开中医大门的钥匙。

　　愿中医改变你的生活。

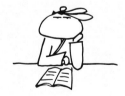
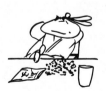
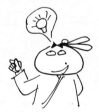

图书在版编目（CIP）数据

医学就会 / 懒兔子著绘. —— 北京：科学技术文献出版社，
2018.4（2024.1重印）
ISBN 978-7-5189-4049-3

Ⅰ. ①医… Ⅱ. ①懒… Ⅲ. ①中医学－通俗读物 Ⅳ. ①R2-49

中国版本图书馆 CIP 数据核字（2018）第 049433 号

医学就会

责任编辑：张凤娇　　　产品经理：王若冰　　　特约编辑：陈阿

出　版　者	科学技术文献出版社
地　　　址	北京市复兴路 15 号　邮编　100038
编　务　部	（010）58882938，58882087（传真）
发　行　部	（010）58882868，58882870（传真）
邮　购　部	（010）58882873
销　售　部	（010）82069336
官 方 网 址	www.stdp.com.cn
发　行　者	科学技术文献出版社发行　全国各地新华书店经销
印　刷　者	河北鹏润印刷有限公司
版　　　次	2018 年 4 月第 1 版　2024 年 1 月第 23 次印刷
开　　　本	880×1230　1/32
字　　　数	235千
印　　　张	10
书　　　号	ISBN 978-7-5189-4049-3
定　　　价	48.00 元